公平・無料・国営を貫く英国の医療改革

武内和久・竹之下泰志
Takeuchi Kazuhisa Takenoshita Takashi

a pilot of wisdom

公平・無料・国営を貫く英国の医療改革

武内和久・竹之下泰志
Takeuchi kazuhisa, Takenoshita Takashi

a pilot of wisdom

目次

図版制作／クリエイティブメッセンジャー

プロローグ

日本の医療は、世界からどう見られているのか。「少ない医療費で驚くべき健康水準を達成している奇跡的な国だ」と賞賛し、その秘密に強い関心を持つ人々もいる。「思い切った改革ができず、今や研究対象としての価値が乏しい」と関心を失いつつある人々もいる。この両方とも、私達が実際に耳にした我が国の医療への評価だ。そして、両方とも現実を言い当てているだろう。

しかし、今、日本が誇ってきた医療システムは大きな岐路に立っている。特に日本を離れ、英国の地から見ると、思い切った改革が必要ではないかという思いを強くする。医療改革への国民の期待も頂点に達している。

このような中、私達は数年にわたって英国に滞在する機会を得て、英国の医療システム(National Health Service: 以下ＮＨＳ)のダイナミックな改革の動きを目の当たりにしてきた。そして、そこには、日本の医療改革を考える上で貴重なヒントとなる政策やアプローチが数多く含まれていた。もちろん、英国という一国の例をいたずらに日本に引き写すのは適当ではないこともある。それでも、英国の医療改革の軌跡を紹介し分析することで、日本の医療の課題を見えやすくし、今後の改革に向けた議論に素材を提供できるのではないか、と考えている。これこそが、私達が本書を執筆した動機である。

古今東西、どのような政策やシステムにも「完全無欠」はない。とりわけ医療システムのように、利害関係者が多く複雑な仕組みの場合、関与する立場によって望ましい制度の形も異なりうる。また、医療システムだけでなく、財源の問題も密接不可分だ。その難しさを認識した上で、私達は少しでも理想的な医療システムの実現を目指して努力すべきである。その際に、同じような課題や困難に直面し、日本よりも先に思い切った改革に着手した他国の例を見ることは重要である。

英国は、伝統を守りながらも常に「進歩を目指す」国である。また、進歩の過程における試行錯誤を恐れない国でもある。大英帝国の歴史を振り返るまでもなく、世界に影響を与え続けてきた経験は国民のＤＮＡに刻まれ、規模は小さくとも、今なお、政治的・経済的に新しいアイデアを提案し、国際社会での発言力と存在感を持つ。

それでは、なぜ今、英国の医療に注目する必要があるのか。その意味は何だろうか。

第一に、英国は、この一〇年で、〝崩壊〟が叫ばれていた医療システムを再生させつつあるからだ。NHSは、「公平・無料・国営」という、一種の理想的でシンプルな哲学を形にした制度である。この仕組みが戦後に築かれた後、多くの国々にとって一つの模範となってきた。しかし、九〇年代後半、NHSは、〝崩壊の危機〟を迎えつつあった。長い待機時間、院内感染、モラルの低いスタッフ……NHSの評価は地に墜ち、英国民の誇りも揺らいでいた。しかし、その後、英国は果敢な医療改革に打って出た。この一〇年、次次と進められた劇的な改革は、NHSを再生させつつある。そこには、課題から目をそらさず、改革を断行する決意と実践に移す力があった。もちろん、改革には毀誉褒貶《きよほうへん》が付きまとい、決してバラ色一色の改革とは言えない面もあるが、その足取りを追うことはきわめて有益だ。医療システムが動揺し、改革が求められている日本にとって、果敢に改革に挑んできた英国の経験に学ぶことは多い。

第二に、英国は、地理的にも、フランス・ドイツなどのある欧州大陸と米国の間に位置し、政治・経済の領域での様々な政策の方向性も、欧州大陸の諸国と米国のバランスを絶妙にとった立ち位置にいるからである。つまり、我が国から見れば「欧州」や「アングロサクソン」は一つのグループとして括ることもあるが、英国は、ドイツ・フランスなどの欧州大陸諸国とも、アングロサクソン系の兄弟国である米国とも一定の距離を置いて、独自の道を模索しているようである。米国のように民間の市場原理を重視し、医療においても公的システムの役割が小さい国でもなく、独仏のように社会民主主義的な色彩が強く、医療はじめ社会保障政策にかなりの資源を投入している国でもない。この位置取りは、日本にも似たところがあり、その動向は、大いに参考となる。

第三に、英国と日本の医療システムに類似点があるからである。国営の税方式で運営されるNHSと国民皆保険の日本の医療保険制度は、制度の構造こそ違うものの、その普遍性と包括性においては同じ精神を持っている。また、先進国の中で、最も医療費が低い水準にあり、ある意味で効率的で統制の利いたシステムであるという面でも同様である。この意味で、日本の医療システムとの共通点も多い英国で、どのような医療政策が展開されているのか、それを追うことは価値がある。

私達はこのような問題意識に立ち、一足先に大胆な医療改革にチャレンジした英国の歩みとその軌跡を紹介したい。医療政策のプロとしての知見、経験は必ずしも十分でないため、考察に物足りなさを感じる専門家も多いかもしれない。また、わずか英国一国の医療改革の例を一般化することの危険性も認識している。それでも、英国の歩んだ軌跡を通して、今後の日本の医療改革の議論へ一石を投じることができれば、望外の喜びである。また、この問題については、医療政策に深くかかわる人々のみならず、幅広い読者に関心を持っていただきたいと思う。医療は、全国民的な課題であり、それを一部の人々の手だけに委ねることは望ましくないからである。

なお、私達は、政府と民間コンサルティング・ファームという異なる立場にいる。本書では、異なる経験をベースにして、あくまで個人的な見地から、この問題を考え、執筆に臨んだ。この視点の違いもまた、考察に広がりを与えてくれた。ここで示した内容及び見解は筆者二名が責任を負うものであり、筆者達が属する組織のいずれとも関係がないことを付記しておく。

第1章　今、日本の医療に何が求められているのか

動揺する日本の医療

最近、メディアでよく目にする「医療崩壊」の文字。医師の疲弊、地方や小児科・産婦人科の医師不足、救急患者の受入れ拒否、後期高齢者医療制度をめぐる混乱、医療事故への不安。日本の医療が動揺している。その一方で、〝医療費抑制〟が声高《こわだか》に叫ばれる。医療費を抑制しないと国が持たないという声もある。一体、今、医療の何が問題なのか。

あらゆる制度に言えることだが、すでに手にした現状には不満が向けられ、限りなく理想の制度を求めて改革案が提示される。また、「負担は小さく、給付は大きく」は自然な欲求で、それに逆らって負担を求めることは政治的にリスクを負い、医療をめぐる政策議論が思うように進まない一因となる。

ところで、日本の医療の特徴とは何だろうか。海外の識者が抱く日本の医療の印象は次のようなものだ。日本に住む人々は、保険証一枚で「いつでも、どこでも」病院にかかることができる(フリーアクセス)。健康的な生活を送り、世界最高レベルの長寿と健康の水準を実現している(もちろん、健康水準の高さには、制度に加えて、日本人特有の食習慣や健康意識の高さが寄与している部分もある）。医療のレベルも、先進国にふさわしい水準にあり、他国ではお目にかかれない高度な医療機器で検査を受けることも、先端的な手術を受けることも可能だ。また、医療保険制度は熟度が高い。一九六一年には国民全員が医療保険制度でカバーされる「国民皆保険」を達成し、約半世紀が経つ。米国では今でも全国民の約六分の一の人々が健康保険を持たず、病院にも自由にかかれないのとは対照的だ。また、健康診断は職場、学校、地域で頻繁に行なわれる（健康診断が義務化されていることに驚く外国人も多い）。

しかし、日本の医療には構造的な問題も指摘されている。日本の急性期ベッド（急性期医療、すなわち主に病気のなり初めや症状の激しい時期に集中的に医療を提供するための病床）数は先進国の中でも突出して多い（人口一〇〇〇人当たり八・二、英二・二、米二・七、独六・二）のに、医師数は少ない（人口一〇〇〇人当たり二・一、英二・五、米二・四、独三・五）。少ないスタッフで多くの患者を看る態勢は、医療従事者の献身的な犠牲の上に成り立っているという声も多い。日本人が医師にかかる回数は、先進国の中で最も多く（一人当たり年間一三・七回、英五・一、米四・〇、独七・〇）、平均在院日数（急性期）も最長だ（一九・

二日、英七・五、米五・六、独八・五）〈いずれもＯＥＣＤヘルスデータ２００８より〉。比較的簡単に病院にかかり、長々と入院する傾向が見て取れる。これには、日本人の気質、サービスの量に応じて報酬が増える仕組み（出来高払い）の診療報酬制度、少ないスタッフで多くのベッドを見るアンバランスなどの原因が考えられる。近年では、医師不足に代表されるように医療のインフラ自体にも次々と問題が指摘され、日本が誇ってきた医療システムに暗雲が立ち込めはじめている。

日本の医療に求められるもの

今、日本の医療に求められるものは何だろうか。英国や諸外国と比較する視点、そして「国民が何を医療に望んでいるのか」という視点から、以下の五つの課題を挙げてみたい。

1．年々医療費が増加する中で、いかにして医療システムを持続させていくのか。

国民所得が伸び、一人当たり医療費が多い高齢者が増加し、医療技術が進歩（サービス単価が上昇）すれば、医療費が伸びていくのは当然の流れだ。そのまま放置すれば、増えていくコストを国民が負担しきれなくなり、システムは破綻《はたん》してしまう。医療制度にとって最も大事なことは、それを将来にわたって持続させることだ。ある日突然制度がパンクして、立ちゆかなくなったら、明日の私達の健康と命の安心がなくなってしまう。医療現場を中心に、「医療を財政論で語るな」という反発もあろうが、一方で制度の〝経営〟をしっかり考え、財政的に持続できる仕組みとしておくこともまた本質的な課題だ。医療費には約三割の公費（税金）が投入されるが、巨大な財政赤字を抱える我が国で、それを際限なく増やすことは困難だし、代わりに、それを保険料アップや新しい税などの形で国民の負担に置き換えることも簡単な話ではない。このため、できる限り医療の費用対効果を上げていくべきという話になり、医療の「効率化」が叫ばれている。二〇〇八年に導入され、大きな議論を巻き起こした「後期高齢者医療制度」は、高齢者の医療費を現役世代と高齢者が公平に分担しようという発想による仕組みだったが、説明不足もあって、大きな反発を受けた。かつての日本のように経済のパイが単純に拡大しない今、増え続ける負担をどう「割り勘」するかは大きな課題だ。

しかし、意外と知られていないのは、実際には、日本は「低医療費国家」でもあるということだ。先進国（ＯＥＣＤ諸国）の総医療費（対ＧＤＰ）を見ると、日本は八・一％で三〇カ国中第二一位、Ｇ７各国の中で最下位だ。米国（一五・三％）、ドイツ（一〇・六％）をかなり下回っており、医療費抑制で知られる英国（八・四％）にも二〇〇六年に抜かれた。今後の伸びを織り込んでも、二〇二〇年にようやく現在のドイツのレベルに達するだけとの試算もある。これは、医療サービスごとに公定価格が定められ、医療機関に支払われる診療報酬の仕組みを通じ、サービスの価格をコントロールしていることによるところが大きい。現場の医療従事者の献身的努力によって何とかシステムが持ちこたえられているという指摘もある。それでも、ここ数年、「医療費抑制」が改革の御旗とされがちで、二〇〇七年度以降、予算編成の際のシーリング（概算要求基準）では社会保障費の自然増を毎年二二〇〇億円削減する措置もとられてきた（ただし、多くの批判があり、二〇〇九年度予算では実質的に解除された状況となっている）。他方、今後二〇二五年頃には医療費は倍近くまで増加し、五〇兆円近くに達するとも言われている。私達に残された道は、単純化して言うと、大きく分けて三つしかない。①新しい負担を導入し、必要な医療費を確保する（消費税など新たな財源を確保する等）、②医療サービスの生産性と効率性を上げる（ベッドや施設の機能分担を明確化する、「費用対効果」のチェックを強化する等)、③医療費を減らす(自己負担を引き上げる、サービス供給量を抑制する、予防によって健康状態を向上させ、医療が必要な頻度を減らす、公的保険がカバーする範囲を縮小する等)の三つだ。しかし、そのどれも特効薬でなく、「可能な手段をバランスよく組みあわせる」ことが現実的だろう。従来、我が国では、自己負担を引き上げ、疾病予防を進めるなど、サービスの需要者である患者に傾斜した対策が比較的多かった面もある。今後は、供給者である医療機関や医師へ、生産性向上や効率化を促し、必要なら公的保障のカバーすべき範囲の検証も行なうことが重要となろう。あわせて、これらの努力と並行しながら、新しく国民全体で増える負担を分かちあうスタンスが重要になってくるだろう。

2．患者中心の医療をどう実現するか。

現代は、あらゆるサービス分野で消費者・購買者の目も肥え、要求レベルも高くなっている。医療もその例外ではない。患者のニーズが多様化・高度化する中で、患者が主体的にかかわり、満足度の高い医療サービスをどう実現していくのか。

まず、「身近な地域」で「切れ目ない」医療サービスを実現することが望まれる。医療機関の連携態勢、救急医療、在宅医療のあり方を検証する必要がある。「かかりつけ医」が制度化されておらず、大病院志向の強い我が国では、プライマリケア（かかりつけ医を中心とした一次医療の仕組み。患者が体調を崩して最初に受ける医療サービス）の役割、病院との機能分担についてはまだ議論の余地も大きい。また、昨今の医師の不足や偏在の問題に対応することも急務だ。だが、無闇《むやみ》に医師の育成を急ぐだけでなく、医療の人的資源をバランスよく、効率的に配置することも重要な課題だ。また、二〇〇八年の秋には妊婦が受入れを拒否されて死亡するという痛ましい事件が起きたが、救急体制や受入れ体制をしっかりと構築していくことも優先課題の一つだ。いずれにせよ、患者の医療ニーズに応えていくためには、緻密《ちみつ》で丁寧な政策対応が重要だ。

そして、医療機関や地域の医療サービスについては、「情報」が重要な意味を持つ。通常のサービスとは違い、医療に関する情報は素人には理解しづらく、価格で判断することもできない。他方で、生命や健康がかかわっているので何度も買い替えることはできない。だからこそ、広く中立的な情報が入手できるような環境を積極的に整えることが重要になる。そして、患者が主体的にサービスを選択し、その感想がさらなるサービスの改善に反映されるようなサイクルができていくことが望ましい。この点、苦情や心配ごとがある場合のサポート体制は諸外国に比べて充実しているとは言い難い。

3．ムダのない医療をどう実現するか。

いかなる医療が「ムダ」なのかを一律に定義することは難しい。一例を挙げると、不要不急の診療や薬を減らすこと、サービスの生産性を高めることがあるだろう。医療サービスは、患者一人一人の状況も違うし、複雑なサービスであるため、一律にルール化してサービス内容を枠にはめていくことは望ましくない面もある。それでも、必要なところに必要な医療資源が投入される仕組みを導入して、常に、システム全体にある種の「緊張感」を持たせることが重要だ。また、メタボ対策のような健康づくり・予防の取組は、個人の生活の幸福度を高める上、医療機関への受診機会を減らす効果も期待できる。英国はじめ先進国では、喫煙や飲酒の問題を含め、「予防」の観点からの取組をますます強化している。我が国は、国民の健康意識の高さや充実した健診体制から、すでに世界的に見れば健康な国民だが、これをさらに維持・向上させることが大切だ。

4．信頼できる医師のもとで、世界レベルの医療を受けられるか。

命や健康を扱う医療には「信頼」は必須の条件だ。医療事故や院内感染の防止はもとより、患者と医師との信頼関係を築き、安心して任せられる医療サービスをどう実現するかは根本課題だ。このためには「病を診ずして人を診る」を実践できる医師の教育・研修のあり方、医師の自己研鑽《けんさん》のあり方を議論することが重要となろう。また、先進国にふさわしい、〝世界最高水準〟の医療をできる限り受けたいと願うのも当然だ。今の日本の医療は他の先進国と遜色《そんしょく》ない水準にあると言えようが、引き続き、これを維持し、高めていく必要がある。そのためには、医療従事者や施設などのインフラを十分に整備することも必要であるし、医療機関や地域ごとのバラツキを防ぐためのチェック機能を用意することも一つのアイデアだ。また、医療費抑制の圧力や薬剤認可の遅れなどにより、他の先進国で受けられるサービスが日本で受けられなかったり、著しく遅くなったりすれば、医療への満足度が下がっていく。医療や医薬品のための研究開発投資を戦略的に進め、ＩＴ技術の積極的な活用によって、世界をリードするような医療レベルを追求していくことへの期待も大きい。

5．新たな時代にふさわしい医療政策の決定プロセスをどのように構築するか。

ここ十数年の日本の医療改革を見ると、時々の課題に手を打ってきたものの、「部分的手直しの連続に過ぎない」という見方も存在する。医療費が予想以上に急増したこと、関係者の利害調整が難しいことから、財政論を中心とした制度の持続性の確保に力点が置かれ気味で、サービスの質や患者の視点を取り込む努力が足りないとの意見もある。無論、政府は時々の状況の中で丁寧に問題を発見し、与えられた資源の中で最大限の努力をしてきたと評価すべきだろう。だが、将来に向かって、従来からの方法で、政府（主に厚生労働省）が立案をリードし、医師団体や保険者（国民から徴収した保険料を原資として、患者のかかった医療機関に対し、サービスの費用の支払いを行なう団体。市町村ごとの国民健康保険、企業別の健康保険組合、中小企業で構成される全国健康保険協会管掌保険などがある）を交えて利害を調整する手法が今後も機能していくのだろうか。最近では、病院勤務医が新たな団体を結成する動きもある。何よりも、「声なき声」である患者の意見や立場をどう政策に反映していくのか。合理性のある政策であっても、その分かりにくさ、説明不足、意思決定過程の見えにくさから、国民の理解を得られなければ、医療システムへの共感や納得も得られなくなる。近年では、後期高齢者医療制度をめぐる混乱がその一例だろう。その混乱に見られたのは、いわゆる広報の不足ということもあるが、そこに、限られた「医療政策ムラ」の住人だけで政策を決め、立法し、国民の反発も時間が経過すれば落ち着く、といった楽観的な見通しがなかっただろうか。少子高齢化、財政難の状況のもとでは、バラ色の政策は打てない。経済や社会のパイが右肩上がりだった時代は終わった。そのような時代に形作られたコンセンサス形成の手法には限界が見えはじめている。それに代わる新たな政策形成の姿を模索すべき時期に来ているとも言えよう。

その前提として、国際比較や科学的根拠に基づく政策展開も一層求められてくるだろう。ご都合主義的に他国の例を引くことがあってはならないが、医療政策は各国で頭を悩ませている課題であるから、それを比較検討することで、我が国の問題点や解決のヒントが数多く見出せる可能性は十分にある。また、日本の政策当局には、他国と比べ、学術界で知

■保健医療資源：医師数、病床数、医療技術の普及度

医師数（人口1000人対）（06年）　（人）

日本	英国	米国	ドイツ	フランス	イタリア	カナダ	スウェーデン
2.1	2.5	2.4	3.5	3.4	3.7	2.1	3.5(05)

急性期病床数（人口1000人対）（06年）　（床）

日本	英国	米国	ドイツ	フランス	イタリア	カナダ	スウェーデン
8.2	2.2	2.7	6.2	3.7	3.3	2.8(05)	2.2

CT設置数（人口100万人対）（06年）　（台）

日本	英国	米国	ドイツ	フランス	イタリア	カナダ	スウェーデン
92.6(02)	7.6	33.9	16.7	10.0	27.7(05)	12.0	14.2(99)

■保健医療の利用：医師診察回数、平均在院日数

一人当たり医師診察回数（06年）　（回）

日本	英国	米国	ドイツ	フランス	イタリア	カナダ	スウェーデン
13.7(05)	5.1	4.0(05)	7.0(04)	6.4	7.0(05)	5.9(05)	2.8

平均在院日数（急性期）（06年）　（日）

日本	英国	米国	ドイツ	フランス	イタリア	カナダ	スウェーデン
19.2	7.5	5.6	8.5	5.4	6.7(05)	7.2(05)	4.6

■保健医療の支出：医療費の国際比較

総医療費支出のGDP比及び一人当たり総医療費支出（06年）

	日本	英国	米国	ドイツ	フランス	イタリア	カナダ	スウェーデン	OECD平均
GDP比	8.1(06)	8.4	15.3	10.6	11.0	8.7(07)	10.0	9.2	8.9
一人当たり	2474(05)	2760	6714	3371	3449	2614	3678	3202	2824

単位は、GDP比は％、一人当たり医療費支出は購買力平価換算後のUSドル

■非医学的健康決定要因：生活習慣など

※我が国の肥満の者の割合は加盟国中最も低いが、喫煙率は他国に比して高い。

BMI≧25の者の割合（06年）（BMIとはボディマス指数と言われる体格指数で、体重(kg)を身長(m)の2乗で割ったもの。数値が大きい方が肥満度が高い。）

日本	英国	米国	ドイツ	フランス	イタリア	カナダ	スウェーデン
24.9%(05)	62.0%	67.3%	49.6%(05)	37.0%	45.1%	49.9%(05)	44.0%(05)

喫煙率（男女計）15歳以上の日常喫煙者（06年）

日本	英国	米国	ドイツ	フランス	イタリア	カナダ	スウェーデン
26.0%(07)	22.0%	16.7%	23.2%(05)	25.0%	22.4%(07)	17.3%(05)	15.9%(05)

「OECDヘルスデータ（2008）」に基づき作成

見を蓄えた者や、スペシャリストとしての経験を積んできた者の数が相対的に少ないという点にも留意すべきだ。科学的根拠に基づく合理的な改革を進めるには、それをリードする人材を確保することも重要だ。政府の内外を問わず、医療政策に関与する人材の層を厚くし、その交流を深めることは議論や視点の幅を広げ、国民の合意形成に役立つだろう。

本書では、これらの問題意識を念頭に、英国での医療改革を紹介していく。根底にある視点は「日本の医療改革に役立つヒントは何か」そして「医療改革に何が必要か」という点に尽きる。英国医療改革の動きは、ここで掲げた日本の課題にそのまま答えを与えてくれるものではなく、また安直に取り入れることは危険でさえある。それでも、英国の医療改革から、日本の医療改革を考える上で有用なヒントが数多く見えてくる。

第２章　英国医療改革とは何か――ＮＨＳの果敢なる挑戦

「無料で公平な医療を全国民に」――この理想を掲げて誕生した英国医療システムNHSは、二〇〇八年で六〇周年を迎えた。この希有《けう》な、そして寛大な医療システムは、一つのモデルとして世界各国の注目を浴びてきた。

だが、九〇年代には、独特なシステムであるがゆえに、非効率、悪平等、画一的といった欠点がさらけ出され、英国民の信頼は揺らぎ、日本より一足早く「医療崩壊」の危機に陥った。「風邪を診てもらうのに一週間待たないといけないので、その間に治ってしまった」「膝《ひざ》の手術の予約は、半年待ち」といった待機時間の問題が象徴するように、システムの機能不全があらわになったのだ。

しかし、それから英国は壮大な改革に乗り出した。歴代の政権のリーダーシップのもと、「競争」や「選択」というコンセプトを積極的に取り入れ、住民参加型の医療を目指しはじめた。特に二〇〇〇年からは、一〇年という時間を区切り、工程を明らかにしながら、強力に改革を進めたのだ。従来のNHSでは決して考えられなかった斬新《ざんしん》なアイデアも数多く取り入れられた。

改革は今なお進行中だ。その成果はまだ見えていない部分も多い。それでも、この一〇年の動きは、ＮＨＳの史上に残る大改革となるだろう。そして、この改革の成否にＮＨＳが七〇周年を迎え、さらに持続できるかどうかがかかっている。

いかにしてこの改革が進められ、いかなるゴールを目指しているのか。最も注目すべきは、壮大な改革に挑む意欲と推進力だ。この改革を一言で言えば、まさに「変革（チェンジ）」だろう。その原動力は、変革を恐れない確固たる信念と、強力な意思だった。それは、ＮＨＳの未来と、そして英国社会の行く末をもかけた挑戦とも言えよう。それでは、詳細をこれから紹介していこう。

（1）ＮＨＳとは――「公平・無料・国営」の揺るぎない理念

強い理念に基づくシステム

「揺りかごから墓場まで」は、英国流福祉社会のスローガンとして知られるが、その具体化の一つがＮＨＳだ。第二次世界大戦後の一九四八年に発足以来、二〇〇八年で六〇周年の節目を迎えた。

このNHSの精神を一言で表現すると「公平・無料・国営」となる。日本と似ているのは、治療だけでなく、予防やリハビリも含めた「包括的」なサービスを全国民に保障していること。所得や環境の違いによらず、「普遍的」に誰でもサービスを受けられること。異なるのは、日本のような社会保険方式（保険料・公費と患者負担の組合せ）ではなく、税方式（大部分が公費）で運営されていること。治療には患者負担がなく、「無料」でサービスが受けられること。また、日本のように保険証一枚でどの病院にもかかれるのではなく、まず地元の診療所で〝かかりつけ医〟（General Practitioner: 以下GP）の診察を受けなければならない（救急の場合は除く）。その上で専門的な治療が必要な場合にはじめて専門病院で診察を受けることができる点も大きな特徴だ。

歴史をひもとくと、NHSは第二次世界大戦中に発表された「ベバリッジ報告」（一九四二年）の考え方に基づいて生まれた。「疾病」を戦後再建を阻む「巨人」のような脅威としてとらえ、以前は贅沢《ぜいたく》財だった医療の位置付けを転換し、「社会全体で支えあい、全ての国民の健康を実現する」仕組み、つまり経済的負担を伴わない形で全国民に医療を保障する仕組みを作った。これにより、貧富や階級によらず必要な医療を国家が保障することとなった。この強い「理念」に基づく制度であることこそ、ＮＨＳが世界から一目置かれる理由である。「ガーディアン」紙の実施したアンケートで「ＮＨＳは英国人・英国社会そのものであると思うか（ブリティッシュネスと思うか）」という問いに対し、回答者の六九％が「そう思う」と答えている点は、いかにこのシステムが英国人の誇りであり、愛着を持たれているかを如実に示している。

ＮＨＳサービスの流れ――ＧＰとトラスト

ＮＨＳのサービスの流れを見てみよう。英国で医療サービスを受けたい患者は、近所のＧＰの診察を受ける。ＧＰは一五〇〇～二〇〇〇人程度の登録患者を受け持ち、第一次的な診察や日々の健康指導を行なう「かかりつけ医」だ。ＧＰは全国に約三万五〇〇〇人、多くの場合は複数のＧＰで経営されるＧＰ診療所（サージェリ）として運営され、全国（イングランド）に八〇〇〇カ所以上ある。患者の病状を診察し、処置し、専門的な医療が必要かどうかを判断するＧＰは、別名「門番」（ゲートキーパー）と呼ばれる。大病院で必要性の薄い検査を受けたり、過剰な治療や投薬を受けたりするのを防ぐ「門番」としての役割を担っているという意味だ。GPは、診察して専門医療や入院が必要と判断してはじめて、患者を専門病院に紹介する。割合で見れば、GPを受診した患者の二〜五%だけが病院に紹介される。金額で見ると、専門病院の方が高度な医療を行なうため、単価は高くなるものの、医療費全体の三分の一がGPで使われる。この「門番」の機能こそ、NHSを特色づける重要な役割だ。この仕組みはオーストラリアなどでも導入ずみだ。

専門病院は、政府から一定の独立性を与えられた組織体を単位として運営され、「トラスト」(直訳すると「信託」。独立性を持って運営されていることからこう呼ばれるものと考えられる)と呼ばれる(全国一一七カ所、二〇〇九年四月現在)。傘下にいくつかの病院を持つことができ、業績がよければ、さらにファウンデーション・トラスト(Foundation Trust: 通称FT)という、人事や資金調達の自由裁量を持つ組織体に移行することもできる(一六六カ所、二〇〇九年四月現在)。国営サービスの枠内で、徐々に運営責任を医療機関と現場に委ね、独り立ちさせようとするのも昨今のNHSの流れだ。

最近では、民間セクターをNHSに参入させようとする動きも活発だ。医療サービスの

NHSにおけるサービス・財政等の流れ

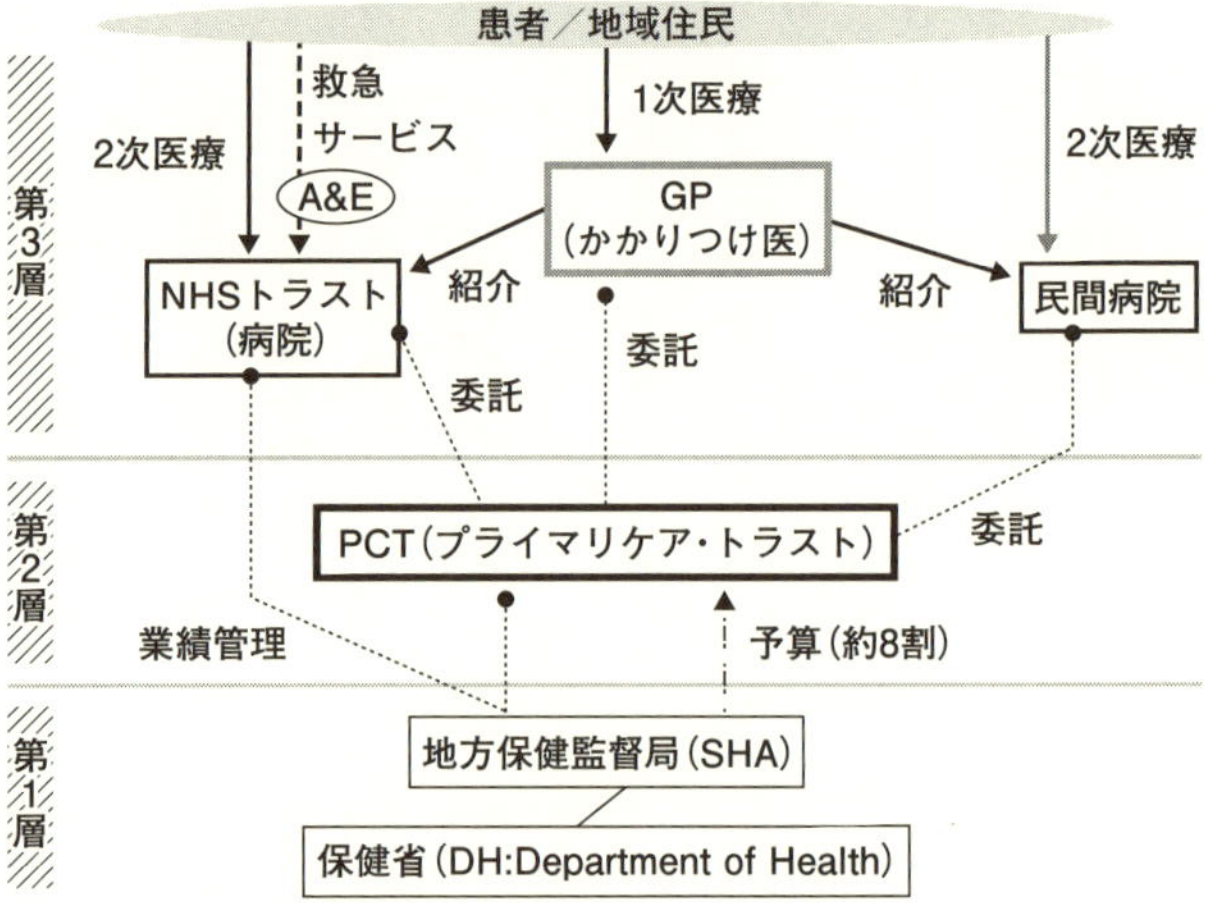

供給体制（つまり病院、診療所などの医療機関）を強化し、患者の選択肢を増やし、現状維持志向になりがちなNHSに競争意識を芽生えさせようという狙《ねら》いがある。

今のところ、オフィス街などで予約なしで気軽に受診できる「ウォークインセンター」や、待機時間の長い定型的な手術（関節手術など）を行なう「治療センター」（トリートメント・センター）などを中心に、積極的に民間参入を進めている。民間のダイナミズムをうまく取り込み、多様なニーズに応えようという発想は、医療の世界にも定着しつつある。

NHSの治療費は原則無料。日本では

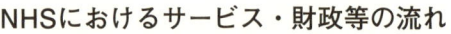

保険でカバーされない出産も無料だ。ただし、外来処方薬（一処方当たり七・一〇ポンド：一〇〇〇円程度〔一ポンド＝一五〇円で換算、以下同じ〕）、伝統的に自己責任の世界と考えられてきた眼科治療（視力検査で約四〇〇〇円）と歯科治療（治療内容によって一六・二～一九八ポンド：二五〇〇円～三万円程度）には一部負担がある。なお、これらは、高齢者や低所得者に対する減免制度があり、経済力がない人々には実質的に無料となっていることも多い。

いざという時に病院に無料でかかれるというのは何より安心で、ここに国民の絶大な支持がある。医療費がGDPの成長率を上回る勢いで伸び続ける中では、今後、患者の自己負担導入が必要との意見もあるが、それは大きな政治的なリスクを招くテーマであり、当面は、そのような動きは具体化しないと思われる。

NHSの財源配分は分権型

次に、財源の流れを紹介しよう。現在の英国の総医療費（約一三〇〇億ポンド：約一九・五兆円、患者負担分を含む）の約九割はNHS、残りの一割が自費によるプライベート医療で費やされる。総医療費の対GDP比を見ると八・四％（二〇〇六年）で、先進国（OEC

Ｄ諸国）の平均（八・九％）を下回るが、日本を追い抜いたばかりだ。まだフランス（一一・〇％）やドイツ（一〇・六％）には届かないが、ここ一〇年で大きく伸びた。ＮＨＳの予算は二〇〇八年度で九六〇億ポンド（約一四兆四〇〇〇億円）、二〇一〇年までには一一〇〇億ポンド（約一六兆五〇〇〇億円）に達する見通しだ。ＮＨＳのための予算は、国家予算のおおむね六分の一を占め、年金等給付の予算（二七％）に次ぐ大きな比重を占める。

ＮＨＳ予算のほとんど（約八割）は一般税財源からまかなわれる。財源のうち、保健省とその地方組織に回されるのはそれぞれ約一割で、残りは、全国一五二の地域に設置されたプライマリケア・トラスト（Primary Care Trust: 以下ＰＣＴ）に対し、人口や健康状態など地域の医療ニーズに応じて配分される。ＰＣＴとは、各地域の「医療のマネージャー」に当たる。地域でどのような医療に対するニーズがあるかを調べ、医療機関と契約して医療サービスを「購入」し、サービスに要した費用を医療機関へ支払う役割を持っている。日本で言う「保険者」、すなわち国民健康保険や健康保険組合に当たるものだ。しかし、日本の保険者が、医療機関に対して診療報酬を支払う性格が強いのに比べて、ＰＣＴは地域医療のニーズを分析し、地域の医療戦略を立てるなど、より能動的な役割を担っていると言える。その点では、日本の自治体の役割の一部も持っていると言えよう。ＰＣＴは独自の判断と責任によって国から配分された医療財源の有効活用を図ることができる。それだけに、ＰＣＴ自身の責任も重く、運営が拙ければ年度末に予算不足を招き、病棟閉鎖、手術延期といったことが起きる場合もある。

次に、ＰＣＴから医療機関に財源が提供されるが、その方式はＧＰと病院（トラスト）で異なる。ＧＰへの報酬は、受け持った人口を基に算定された「基本手当」と、ＰＣＴとあらかじめ合意した事項を実施した時（患者の健康管理を適切に実施した時等）に得られる「成果報酬」のセットだ。この成果報酬部分は近年、徐々にその割合が増えていて、現在はＧＰの報酬の五割程度を占める。つまり、医師への報酬を成果連動型にし、質と生産性を高める動機付けとして活用する傾向にある。他方、病院への報酬は、従来から続いてきた年間定額予算（ブロック予算）から、実績（治療件数）による報酬システムに移行中だ。以前は、ＰＣＴとトラストが毎年交渉し、実績とは関係なく予算が決められる仕組みで、必ずしも合理的でないとの批判があった。二〇〇四年度からは、ペイメント・バイ・リザルツ（Payment by Results: 以下ＰｂＲ）と呼ばれる「実績払い方式」が導入され、全国標準価格表（ナショナル・タリフ）が定めた公定価格と治療件数を掛けあわせた額が支払われるようになった。この仕組みについては後に詳述するが、これによって治療件数に応じて報酬額が異なることとなり、結果的に生産性の向上が促される。すでに九割以上の病院でこの方式が導入されている。ここにも、かつての「丼《どんぶり》勘定」から業績連動への流れがある。また、治療件数に応じて支払えば、医療費が急増するようにも見えるが、単価の設定方法を工夫している。個々の疾病の診療群ごと（包括払いに近い）に、全国平均コストを基準として単価設定しているため、高コスト体質の病院は不利になり、病院は効率化努力を迫られる仕組みとなっている。その繰り返しがコストの圧縮につながっていく。このようにNHSの財源は、これまでの「計画経済的」な配分の仕組みから「生産性と業績に応じた」仕組みへと変わりつつある。

また、総医療費の約一割はプライベート医療が占める。富裕層や、待機時間の長い腰痛や白内障の手術などを待たずに受けたい患者の中には、プライベートの医療機関にかかることを希望する者も多い。日本と同じく混合診療（一つの疾病に関してプライベート医療を受けつつNHSからも無料で医療を受けること）は、原則として認められていない。ただし、最近では、がん等の治療のために、ＮＨＳで認められていない医薬品を患者負担で使用した場合でも、一定の場合に限り、そのコストについてＮＨＳが費用を償還する方向が打ち出された（Top-Ups 問題と呼ばれる）。

ＮＨＳを支える多彩なプレイヤー

そして、ＮＨＳを運営する組織構造は次のとおりだ。ＮＨＳは約一五〇万人を傘下に収める世界最大級の雇用主だ。大きな「ＮＨＳ」という傘の下、様々な機関が役割分担をしている。

ＮＨＳを構成する組織体は、大きく見ると三層構造となっている。まず、第一層は「政府」。医療政策の企画立案を行ない、ＮＨＳ全体の運営方針と予算管理を行なう保健省と、地域医療サービスの計画、調整、業績管理を行なう地方保健監督局（Strategic Health Authority: 以下ＳＨＡ、一〇カ所）がある。第二層は「地域医療のマネージャー」。前述したＰＣＴ（一五二カ所）で、地域の医療サービスの購入・管理、予算配分を行なう。日本の保険者と自治体の機能をあわせ持ったイメージだ。第三層は「サービスプロバイダー」。実際の医療提供を行なう二八三のトラスト（ＦＴを含む）と三万五〇〇〇人のＧＰ等だ。

ＮＨＳの強みは、中央集権的な組織構造を活かした実行力だ。ある意味で、政府とＰＣＴが全ての医療資源（予算、施設、人材）をコントロールできる点を活かし、資源配分の最適化を図りやすい。「国営」のＮＨＳの傘下にある以上、いざとなれば政府のコントロールが日本以上に利きやすいシステムとも言えよう。巨大機構であるがため、末端組織や現場での創意工夫意欲が削がれ、組織の官僚化、効率の低下、内向き文化といった弊害が生まれやすいという指摘もある。強いマクロ管理とミクロでの非効率というのは、ＮＨＳの性格の一つだ。

また、ＮＨＳから距離を置いた独立機関が多く整備されているのも興味深い。医療サービスの内容についてのガイドラインを定める国立優良診療評価機構（National Institute for Health and Clinical Excellence: 以下ＮＩＣＥ）、医療機関の業務監査と評価を行ない、情報公開を行なうヘルスケア委員会（Healthcare Commission: 二〇〇九年度からは他団体と統合され、ケア・クオリティ委員会に改組）など、政府の影響を排除して中立的・専門的にＮＨＳのサービスに外部から関与する存在があることも、ＮＨＳという巨大機構に緊張感を与え、国民の信頼と透明性を得るために不可欠の要素だ。

このように、ＮＨＳという巨大システムは、政策の企画立案を担う政府と、サービスの管理・提供を行なうＰＣＴやモニター組織、費用を支払うＰＣＴとサービスを提供する医療機関、国レベルと地方レベルなどの次元ごとに、互いを牽制《けんせい》するサブシステムが絡みあった自律的な仕組みと言える。言わば、ＮＨＳの掲げるコンセプトを中心軸として、システム全体に〝遠心力〟が働く仕組みとなっている。

ＮＨＳのサービス水準

ＮＨＳで提供されるサービスの水準はどのようなものだろうか。総医療費の対ＧＤＰ比で見れば、英国と日本は同水準（八％台）で先進国の中では最も低い部類だが、サービスや医師の水準自体は、他の先進国と遜色ない、という評価が一般的だ。つまり、日本と同様、少ない資源で比較的良質の医療サービスを効率的に運営していると言ってよいだろう。

英国の場合、平均在院日数は七・五日で日本（一九・二日）の半分以下、医薬品の服用量も日本の六割程度で効率がよい。英国の医師数は人口一〇〇〇人当たり二・五人でＯＥＣ

D平均（三・一人）より少なく、急性期ベッド数は人口一〇〇〇人当たり二・二床で平均（三・九）よりかなり少ない。これは、在院日数の減少の動きと連動している。今では日帰り手術も一般的だ（出産の場合でも一〜二日の入院しかしないことが多い）。ただ、英国は高度医療機器の設置は遅れている。CTやMRIの設置数はOECD平均のほぼ半分程度に止まる。なお、日本は、OECD平均の四倍以上の数が設置されている〝高度医療機器大国〟である。

他方、NHSの課題としてよく知られるのが「待機時間」と「院内感染」の問題だ。次章以下で紹介する医療改革を通じて、待機時間は大幅に減少し、外来患者が診察まで半年待ち、入院患者は二年待ちといったことも散見される状況は改善されたが、それでもGPの予約がとりづらい、病気の種類によっては手術や入院を数カ月待つということは依然としてある。また、院内感染の問題は、施設の老朽化、衛生観念の薄さなどから問題のままだ。このような問題はサービスに対する満足度を下げ、不安を募らせることにつながり、NHSへの不満の大きな要因となっている。

NHSは今、大きな岐路にある。「公平・無料・国営」という金看板を掲げ、その根本理念を守りながらも、市場原理を導入したり、サービス内容のチェック機能を強化したり、地方分権を進めたり、といったベクトルで積極果敢に脱皮しようとしている。そのダイナミックな改革の動きをこれから見ていこう。

(2) 英国医療改革の鳥瞰図《ちょうかんず》——決断・戦略・実行

八〇年代から九〇年代にかけて、英国の医療は、質量ともに、先進国でも最低レベルまで下がっていた。最大の理由は投資不足だ。一般的に、国民生活が豊かになると国民の医療に対するニーズが高まる。多くの先進国では過去三〇年間国民医療費のGDPに占める割合は右肩上がりに伸びてきた。だが、当時の英国では歴代の政権は医療費をGDPの伸び以上に増やすことに消極的だった。その結果、九〇年代の医療費の対GDP比率は、七%弱で、日本と並んで先進国の中では最低レベル、欧州平均の八〜九%前後に及ばない状況だった。人口一〇万人当たりの医師の数もアメリカや他の欧州諸国の半分から三分の二程度だった。医療設備と医師が不足していたため、がん手術への待ち時間が数カ月に及ぶ、整形外科の手術を受けるために半年待つといったことが常態化するなど、待機時間の問題が深刻になっていた。また、がん検診の普及も遅れ、結果的に医療成績も先進国の中で最も低くなっていた。

このような状況の中で、八〇年代から九〇年代にかけて保守党政権は、医療制度に市場原理を導入し、効率とサービスの質を上げることを狙って、直営だった病院をトラストと呼ばれる独立性を持つ組織に変えて経営の主体性を高めたほか、GPに患者の医療費全体（急性期医療のコストも含む）を管理させる制度（GPファンドホールディング）を導入した。これらの政策は、官僚化の進んだNHSの改善に貢献した部分もあったが、投資抑制も相まって、国民のNHSのサービスに対する不満は解消されなかった。

そしてブレア政権は、医療の抜本的な立て直しを政策のひとつの柱として九七年の選挙に大勝した。ブレアの「全ての国民が平等に、無料で、最良の医療を受けることのできるNHSは何としてでも守らなければならない」という主張は、国民の圧倒的な支持を得た。政権交代直後は、体系的な政策を実行するというより、保守党の政策を撤回し、NHSを

「社会主義的な」姿に戻す傾向が見られた。しかし、それでは十分な成果が上がらないことが明らかになり、二〇〇〇年に体系的な医療改革案を作成し、二〇〇一年から一〇年計画で医療の大改革にのりだした。

NHSプランと改革のステージ

二〇〇〇年以降、労働党政権下での改革は、大きく分けて、次に述べる三つのステージで実行された。その改革の全体像は、二〇〇〇年七月に「NHSプラン（NHS Plan）」として公表された。このプランは、当時のNHSの抱える問題についての認識とその後一〇年という長いスパンでの目標を明示した点で、画期的な医療改革の羅針盤となった。

①医療資源への大規模な追加投資
②医療の可視化と質の管理…医療への国家基準の導入、国立優良診療評価機構（NICE）による治療ガイドラインの設定
③現場の活性化…末端組織への権限の委譲と一部組織への独立性の付与、医師以外の医療従事者の役割の拡大

④医療機関の競争の強化…患者の選択権の尊重、患者の声を医療サービスの改善へ反映、民間の医療機関の新規参入促進、GPとの契約制度の導入
⑤NHSを運営する国と福祉サービスを担当する自治体の連携の強化
⑥英国で最も健康被害の大きいがん、心臓病、精神疾患に関する医療に具体的な改善目標を設定し、診療成績を改善

現場の活性化や医療機関の競争の強化など、これらの政策の多くは、八〇年代、九〇年代に保守党が実行した政策の発想を継承している面も少なくない。大きな違いは、医療費の大幅な増加を約束した点だ。

第一ステージ（二〇〇一〜〇四年）「応急措置」

医療資源の増加　まず、NHSを崩壊から救うための応急処置が施された。根源的な課題であった財源不足を解決するために、二〇〇一年度から一〇年間をかけて、医療費対GDP比を欧州平均（約九％）に引き上げることを目標とした（これは、国民医療費の倍増を意味し、実際にほぼ達成されている）。これは年率にすると毎年七％を超える増加率に当たる。

追加で必要となる財源は、好景気による税収増に加え、年金や労災保険のための財源である社会保険基金からの繰り入れを行なった。この背景には、好景気と、ＮＨＳのための負担増に対する国民の支持があった。そして、増やした医療費を使って、医師、看護師の給与を大幅に引き上げ、離職の増加に歯止めをかけた。加えて、医師、看護師をそれぞれ二八％、一八％増やす計画を立て、実行した。この政策によって、海外から多くの医師と看護士が英国へ就労に来ることとなった。また、全国の医学部の定員が大幅に増やされた。

質と安全性の改善　また、医療の質を速やかに改善するために、糖尿病、がんなど国民にとって特に問題となっている主な疾患に対して、具体的な指標を使って改善目標を立てた。これらの目標は、「国家サービス標準（National Service Framework: ＮＳＦ）」や「全国達成目標（ナショナル・ターゲット）」と呼ばれた。例を挙げると、手術の待機期間や急患が手当てを受けるまでにかかる時間の短縮、がん検診の受診率の向上などだ。そして、全国各地のＰＣＴ（プライマリケア・トラスト）と医療機関に、これらのサービスに関する改善目標を達成すること、進捗《しんちょく》状況を毎月報告することを義務付けた。ＮＳＦ導入当初は、ブレア首相自身がその進捗状況を毎月直接確認し、国民に発表して政府の意気込みを示した。また有能な若手人材を官庁や民間から集めて首相直轄執行ユニット（Prime Minister's Delivery Unit）と呼ばれる組織を編成し、「全国達成目標」の進捗管理にあたらせた。

第二ステージ（二〇〇四～〇六年）「医療制度の進化」

競争原理の創出　追加の財源が医療システム全体に回り、医療システム全体が落ち着くと、医療成績が上がりはじめた。この中で、二〇〇四年、政府はいよいよNHSの抜本的な改革に乗り出した。狙《ねら》いは、政府が直接管理しなくても、患者（ユーザー）の声と市場原理で自律的に改善していく医療システムを作っていくことだった。このために、まず、地域の住民が地域医療の運営に主体的にかかわる仕組みを普及させた。具体的には、二〇〇〇年から創設されたPCTを全国展開させた。PCTは医療を専門に扱う「公社」とも言うべきもので、地域医療の管理運営を一手に引き受ける〝地域医療のマネージャー〟と位置付けた。PCTは、地域住民の代弁者として、医療機関に対して、医療の基準を設定し、診療内容や費用請求の審査をするなど、医療供給者に対する「牽制」の役割をより効果的に果たすことが期待された。

この「牽制」に加えて、政府は、患者の声によって、医療機関のサービスを改善していくことを狙った。患者が医療機関をより効果的に選べるようにするため、医療機関の情報開示を進めた。毎年、中立的・専門的な第三者機関（ヘルスケア委員会など）が全国の全病院の医療の質とサービスを調べ、その結果を国民に公表することとした。そして、GPが患者を病院に紹介する時には四～五カ所の病院の選択肢を患者に示し、患者がどの病院に行きたいか自分で選ぶことを義務付けることとした。

医療提供体制の見直し　医療提供体制の抜本的な見直しも行なわれた。従来はGPと病院が医療の中心となってきたが、医療技術の進歩により、病院でなくても扱える症例が増えていた。英国保健省は、この流れに着目し、「コミュニティを軸としたケア」というコンセプトを掲げた。できるだけ多くの症例を病院ではなく、GP、もしくは専門GP（簡単な検査や手術などを行なうGP）が処置する態勢作りを進めた。その結果、病院はより高度な技術と設備を必要とする症例に特化することとなり、全国の病院の統合が進められた。

第三ステージ（二〇〇六～一〇年）**「定着と調整」**

二〇〇六年以降、改革は調整段階に入った。改革の方向性は維持したまま、具体的な政策レベルでよりよい結果を得るための修正が行なわれている。例えば、予定よりもPCTの立ち上がりが遅れているため、保健省主導で全国のPCTの機能強化プログラムが作られた。このプログラムでは、外部の専門家が全国のPCTの機能レベルの調査を行ない、問題のあるPCTに対しては具体的な改善案を実行するよう指示を行なっている。

以上のような三つのステージに従って、英国医療改革は進められた。それぞれの改革メニューは重なっている面があるものの、そこには、「財源増・インフラ整備」→「組織改変」→「質・生産性の向上」→「文化の変革」という大きな流れが英国医療改革の通奏低音となっていたことが分かる。

ブレア改革の政策立案過程の特徴

このようにして、ブレア政権は大胆なNHS改革を実現していったが、この改革案は、どのような過程を経て作成されたのか。

ブレア改革の特徴は、首相によるトップダウンの即決型で政策が作られていったところにある。まず、ブレア首相は、医療制度改革の骨格となるビジョンを策定した。このビジョンのポイントは以下の三点にまとめられる。

（1）社会福祉的な観点から、全ての国民に対して先進国で一般的となっている医療を無料で提供することを今後も保障する。あわせて、地域間、階級間の格差を減らしていく。

（2）財源配分と医療機関は国営システムの中で行ない続けるが、経営責任を明確化すると同時に、競争、牽制の利く仕組みを導入する。

（3）住民社会（コミュニティー）の機能を高めるという視点から、保健と医療の主体を国から地域コミュニティー・家庭へ移す。地域への権限委譲を進めると同時に、住民が地域医療の運営に積極的に参加する環境を作る。

そして、ビジョンに基づいて具体的な政策を作るために、医療政策に詳しい各界のエリートを集めて政策立案チームを編成した。メンバーには、社会経済学者のジュリアン・ルグランとポール・カリガンを中心に、経営コンサルタントなど三〇代の若手ブレーンが選ばれた。特徴的なのは、保健省やＮＨＳの幹部、医師の団体の代表など、医療制度に利害のある人材がほとんど外されていた点だ。この背景には、利害関係のしがらみをできるだけ取り除き、英国の医療が本当に必要としている改革を実行していく狙いがあった。このような政策立案の手法については、切れ味のある案が打ち出された反面、現場の巻き込みが後手に回った、一部の政策に関しては現場の実情と乖離し実現性が低かったなどの批判もある。

ＮＨＳ改革の基本構想は、二〇〇〇年に「ＮＨＳプラン」として国民に発表されたが、この内容は、すでに紹介したように、一〇年という長期にわたる壮大な改革案だった。そして、ＮＨＳプランに対する国民の期待も手伝って、ブレア首相の率いる労働党は二〇〇一年の中間選挙で圧勝した。首相は、強力な国民の支持をバックに、改革案を実行に移していった。

重要なことは、医療費の大幅な増額が改革の推進に弾みをつけたことだ。ブレア政権はこの増額分を軍資金として、医師や看護師の待遇改善に使うことにより、彼らの改革に対する反発を抑えることができた。また、医療機関やＰＣＴに対しては、改革の受入れを条件に、資源の追加投入を約束するという手法も駆使した。例えば、医療機関に対しては、診療報酬を引き上げる代わりに、保健省が病院の情報開示を進めたり、病院の業績管理を強化したりすることを認めさせた。

第3章　医療改革に何が必要か——英国医療改革の実像

本章では、英国医療改革の軌跡を追い、実像を探りながら、医療改革に何が必要かについて考えてみたい。

（1）「政治の力」——信念とリーダーシップ

大規模な医療改革を実現するためには、まず、明確なビジョンと政治のリーダーシップが不可欠だ。ここでは、英国の公的医療制度が発展する過程——特にNHSが創設された一九四八年と、ブレア改革の始まった二〇〇〇年に焦点を当てて、政治のビジョンとリーダーシップがどのように重要な役割を果たしてきたかを見ていこう。

NHSの誕生とベバン保健大臣のリーダーシップ

まず、NHSという仕組みが誕生した一九四八年に遡《さかのぼ》りたい。NHSが発足する前の英国では、多くの人が十分に医療を受けられない状態だった。一般庶民は高い医療費を払えず、診療を受けることができなかった。その結果、感染症や盲腸など、早めに対応すれば完治する病気で多くの人が命を落としていた。前述の通り、ＮＨＳの基本コンセプトは一九四二年のベバリッジ報告の「社会全体で支えあい、全ての国民の健康を実現する」という考え方の中に見られる。

この考え方をもとに「全ての国民が無料で一定のレベルの医療を受ける仕組みを作る」というビジョンを掲げたのは、アトレー内閣で保健大臣を務めたナイ・ベバンだった。ベバンは、ウェールズ州の貧しい炭鉱町の出身で、一三歳から鉱夫として働いた経験を持っていた。彼の故郷では、多くの鉱夫が肺の病気やケガで苦しんでおり、鉱山労働者と組合が中心となって「鉱夫相互健康組合」を作っていた。これは、労働者が一定の金額を毎月出しあって基金を作り、そのお金で医療施設を建設し、医師や看護師を雇うという仕組みだった。この組合でベバンが目の当たりにしたのは、労働者が助けあいながら自分達の健康と命を守る姿だった。

第二次世界大戦後、英国で保健大臣になったベバンは、この「健康組合」の仕組みを英国全体に広げることが国民の健康と安心につながると確信していた。そして、大きな政治的なリスクを恐れず、一九四八年一月、「全ての国民が無料で最良の医療を受けることのできる国民保健サービス（後のＮＨＳ）を一九四八年七月に創設する」と発表した。ベバンの計画は、英国の二六〇〇の病院の全てを国有化し、開業医を公務員にするというものだった。医療費は国の税金でまかなわれ、国民は国が提供する医療を無料で受けられることになる。注目すべきは、これが貧困者向けサービスではなく、全ての国民に対して医療を公平に保障することを目指した点だ。

この発表と同時に、ベバンは様々な方面から大きな反発を受けることとなる。ＮＨＳを作るというアイデアに最も頑強に抵抗したのは、自由を奪われることを懸念した医師達だった。英国医師会は、会員投票を行ない、ＮＨＳ創設の是非を問うた。結果は、八五％の医師がＮＨＳに反対だった。「医療の国有化は時代遅れの社会主義思想だ」「無料の医療制度は、医療資源の無駄遣いを助長し、破綻する」と猛反発した。ベバンは、「共産主義者」「ナチスの手先」などという攻撃を受けた。

しかし、ベバンは、国民がＮＨＳ創設案を支持してくれることを信じていた。実際、世論調査の結果では八五％の国民がＮＨＳ創設案を支持した。これを支えに、ベバンは、粘り強くＮＨＳの利点を訴え続けた。また、王立学会や英国医師会の幹部と交渉し、医師にＮＨＳとの契約と並行して、自由診療の患者も診ることを認めるなど、妥協案をまとめていった。このようなアプローチが奏功し、ＮＨＳを支持する者が増えていった。そして、ＮＨＳに参加を決める現場の医師の数も徐々に増えていった。医療従事者の中には、第二次世界大戦中に国が主導して医療サービスを効率的に提供した経験（国が軍隊や地方への疎開者に医療を提供した経験）から、中央統制的な医療制度を導入することを心情的に支持していた者が少なくなかったとも言われている。

一九四八年七月五日、ＮＨＳが発足した。国民はＮＨＳを熱狂的に支持した。ＮＨＳはそれまで治療されずに放置されていた患者を救った。貧富を問わず、全ての英国民が医療を受ける機会を等しく与えられた。その後、ベバンはがんを患い急逝するが、今日でもＮＨＳの歴史上最大の貢献者として尊敬を集めている。

二〇〇〇年代の改革とブレアのリーダーシップ

時は流れて、ＮＨＳ創設後五十余年経った一九九〇年代後半。トニー・ブレア首相（当時）

は、保守党が着手していた一連の政策をベースとしつつ、改革のスピードを上げていった。
一般的に、医療分野で改革を仕掛けることは、政治的には非常にリスクが高いとされている。最近では、アメリカのクリントン政権が医療改革に失敗している。

それではなぜ、ブレアは大きな政治的なリスクをとって、このような改革に乗り出したのか。彼を突き動かした最大の理由は、「NHSを何としても救い、存続させなければならない」という信念だった。ブレアは、「英国の将来のために、他の全ての政策が失敗したとしても、医療と教育の改革は必ず成功させなければならない」と常に公言していた。

この信念には、ブレア首相自身の生い立ちが大きく影響していると言われている。貧しい家庭で育ったブレア首相の父は、公教育に助けられ、大学を出て弁護士となって成功した。しかし、ブレアがまだ中学生の時に、長い闘病生活の末、他界する。ブレアは、「私の父と私が成功できたのは、英国の優れた公教育の仕組みと、NHSのお陰だ」と言っている。首相は、全ての国民に対して医療が保障されているNHSの仕組みは、英国の国是とも言える自由博愛主義を体現したものであり、守らなければならないと信じていた。この信念と、NHS改革に対する国民の支持と注目、好景気に支えられた潤沢な財源、そして首相のリスクを厭わない姿勢（これはイラク参戦では裏目に出ることとなる）がブレアを大規模な改革の実行に着手させた原動力だと言われている。

アトレー政権とブレア政権に共通する、ＮＨＳ改革に対する信念とリーダーシップのあり様を見てきた。彼らは、改革に対する明確な理念、改革を断行するための強いリーダーシップを持っていた。その結果、国民や医療従事者にとっても、なぜ改革が行なわれているのか、どのような基本理念なのかが分かりやすくなり、それぞれの局面において、どのような対応をとるべきか、何が期待されているのかがはっきりとしていた。このことは改革の是非を議論する際に、議論が論理的に進められ、様々な利害関係者のベクトルを一致させていくことにも大きく貢献したと考えられる。

（2）「患者中心」——患者の納得と参加

「患者中心の医療」——これは英国医療改革の重要なキーワードだ。当たり前の命題とも言えるが、これを表面的な決まり文句とするに止まらず、「本気」の取組が進められている。ＮＨＳのサービスについて、「〔普遍的〕なサービスであるべきだが〔画一的〕であってはならない」「医療に対する患者の「消費者」意識が高まっている」という視点が根本にある。そして、医療システムとは社会の「公共物」であり、共有財産だからこそ、それを支える国民、患者の視点を最大限に活かそうという発想がある。

患者の啓発

保健省に関連する組織として、国立社会問題マーケティングセンター（National Social Marketing Centre）という機関がある。この機関は、民間企業が用いるマーケティングの手法を駆使して、患者の行動・思考パターンを理解し、住民や患者の啓発を通じて、健康の促進と医療資源の有効活用を実現していくためのツールの開発・提供という役割を担っている。具体的には、全国各地のＰＣＴに対してマーケティング手法の教育を行なったり、患者啓発の成功事例を集めて全国に広めたりしている。

このように英国では、患者の理解促進と啓発を図るために多大な努力が払われている。

例えば、ロンドン東部地区では、病院の救急外来に、救急ではない一般の患者が時間外に殺到し、救急の患者が搬送されてきた際に対応できないという問題が生じていた。地元のPCTは、コンサルティング会社を雇って患者の行動分析をした結果、これらの患者の大半は、言語の壁もあって医療に関する知識が十分でない移民層と、日中かかりつけ医に行くことができない低賃金労働者層だという分析結果を示した。そして、移民を対象に、地元の宗教関係者と学校を通じて医療機関の使い方を説明するキャンペーンを実施した。労働者層に対しては、救急外来のほかに、GPと看護師が勤務する夜間GPセンターを作って不要不急の患者のケアをすると同時に、簡単な疾患は自分で治癒できるようにするための教育プログラムを展開した。

GPは、適切な医療サービスの使い方について、患者に説明する義務を負っている。医師の診断を受ける必要がないのにGPや病院に来た患者に対しては、医師や看護師がやんわりと「次回このような症状が出た場合は自分で対処するように」と指導している。このような活動を通じて、住民の間には、NHSは国民の共有財産であって、必要のある人が必要な時に使うようにしなければならないという一種の「公徳心」が根付いている。日本で問題になっている「コンビニ受診（臨床的なニーズがないのに安易に医師の診察を受ける）」もあるが、明確によくないこととして位置付けられ、患者教育のテーマになっている。

疾患の予防や生活習慣の改善についても、ＧＰを通じて患者教育を積極的に進めている。例えば、喫煙者は患者データベースに「喫煙者」とマークされていて、呼吸器系の疾患で来院した時には必ず、禁煙支援プログラムへ紹介することになっている。また、糖尿病の患者は十数時間の患者指導プログラムを受けることとなっている。

また、本章（４）で詳細に述べるが、全国のＰＣＴには、健康格差の縮小が重点課題として示されており、貧困地区など健康状態の悪い地域に焦点を当てた患者の啓発キャンペーンが積極的に展開されている。

このような活動を通じて、患者自身の判断力を尊重し、健康に対する意識を高め、また医療資源に対して責任を持って活用するように教育していくのが英国式のアプローチだ。「患者」の知識や理解を深め、医療に対する意識を高めていくことが、「患者中心」のコンセプトを実現する第一歩となっている。

「情報」と「選択」

では、実際に「患者中心」の医療をどう実現するか。提供される医療の質そのものを高めること、国民の健康維持を図ることが重要なのは言うまでもない。それに加えて、英国医療改革では、「情報」と「選択」を柱としたアプローチがとられた。

それは、まず、地域での医療に関するあらゆる「情報」を患者に広く提供し、その上で、医療提供者の「選択」を可能にするという発想だ。日本語では耳慣れない概念だが、この発想は、患者の「エンパワーメント（empowerment：力をつけさせること）」と呼ばれる。あらゆるサービスや商品の比較情報や評判が入手できる現代で、医療の世界は素人には分かりづらい専門分野だ。治療方針や医療機関のよし悪しなど口コミや限られた公表情報だけでは判断することは難しい。受けられる医療サービスや、医療機関について信頼できる情報を得たいという患者のニーズは大きく、この点に応えようとする発想だ。また、改革前のNHSの代名詞だった、悪名高い待機時間の問題を払拭し、官僚的になりがちなNHSのサービスを顧客志向にし、国民の満足度を高めるという意味でも重要だ。

「急性期病院。郵便番号SW1　3DD」。NHSダイレクトというウェブサイト（NHS

Direct: http://www.nhsdirect.nhs.uk/）から、希望の医療機関の種類と自分の郵便番号を入力すれば、地域の医療機関の一覧が表示される。そして、その病院名をクリックすれば、病院のプロフィール、診療時間・診療科だけでなく、病院の評価が表示される仕組みだ。それは、すでに述べたヘルスケア委員会という機関が、政府の影響を受けずに独自に医療機関の監査を行なった結果だ。英国の全てのNHSトラスト（全病院の九〇％）に対して調査を行ない、「サービスの質」と「資源の有効活用」という二つの大きな項目で、「緑」（優れている）、「黄」（普通）、「赤」（劣る）の三段階評価を使って、分かりやすく各病院の成績をインターネット上で公開する。六三ページの図は、英国南部にあるWorthing（ワーシング）という地域にある病院の成績表の例である。サービスの品質では「緑」、総合評価では「赤」という評価がついている。

政府は国民に、医療に関する情報を積極的に提供することを通じ、国民がより能動的に医療機関を選択し、その結果、医療機関の改善意欲が高まっていくことを狙っている。今後は、診療科別の医療行為の成績など、より踏み込んだ情報の提供を検討している。

イングランドで実際に一般に公開されている病院のスコアカード

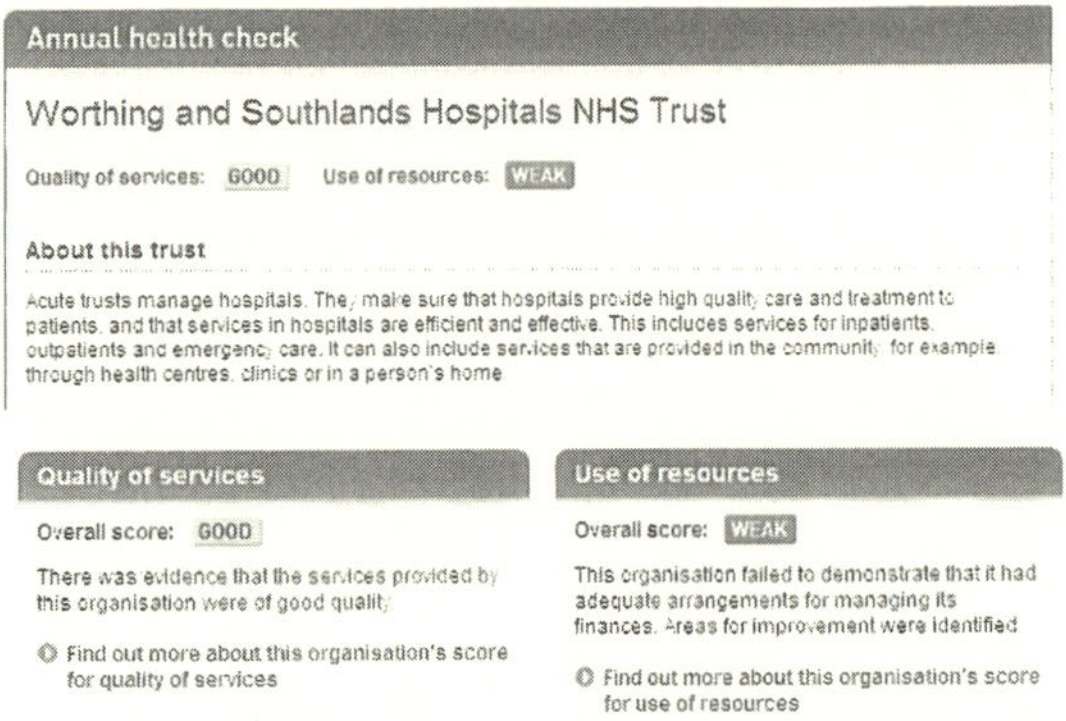
Annual health check
Worthing and Southlands Hospitals NHS Trust
Quality of services: GOOD Use of resources: WEAK
About this trust
Acute trusts manage hospitals. They make sure that hospitals provide high quality care and treatment to patients, and that services in hospitals are efficient and effective. This includes services for inpatients, outpatients and emergency care. It can also include services that are provided in the community, for example through health centres, clinics or in a person's home
Quality of services
Overall score: GOOD
There was evidence that the services provided by this organisation were of good quality
Find out more about this organisation's score for quality of services
Use of resources
Overall score: WEAK
This organisation failed to demonstrate that it had adequate arrangements for managing its finances. Areas for improvement were identified
Find out more about this organisation's score for use of resources

年次医療報告

ワーシング・サザーランドNHSトラスト

サービスの品質 **優れている**　資源の活用 **劣る**

このトラストについての概況

急性期トラストが病院を運営している。優れた質のケアと治療が患者に対して提供されており、病院でのサービスは効率的かつ効果的である。これは、外来・入院・救急すべての患者に当てはまる。また、地域保健センター、診療所、患者の自宅などのコミュニティについても当てはまる。

サービスの品質

全体としてのスコア **優れている**

各種データから、この組織において提供されているサービスの質は優れていることが示されている。

資源の活用

全体としてのスコア **劣る**

この組織では、財政運営の面で適切なマネージメントがなされているとは言えない。改善の余地がある。

ヘルスケア委員会の資料に基づき作成

また、全国（イングランド）三六八の自治体ごとに健康状態を詳細に解説し、評価した〝健康の通信簿〟のようなものがウェブサイト上に掲載されている（Community Health Profiles 九三ページ参照）。筆者の居住していたロンドンのカムデン地区を検索してみれば、経済状況や人種構成とともに、全国水準と比較した場合の健康状態の評価がなされ、「平均より高齢者の在宅率が高い」「喫煙率は平均より高めだが、肥満率は低い」「アルコール関連の入院期間は長い」などの評価が加えられている。また、地域内を一八のブロックに分け、色分けして全体の状況が分かるようになっている。

このような積極的な情報提供の意味は、医療機関とPCTに危機バネを働かせることにある。経営、診療の状況が客観的に評価され、その情報がオープンになることは、医療機関経営者とスタッフに目に見えないプレッシャーを与え、サービス向上の動機付けとして働く。「情報」を梃子《てこ》とし、「緊張感」を持たせることによって社会システムを改善しようという発想自体、英国らしい合理的な手法だ。また、競争を促進することによって、質の低い（競争力の低い）医療機関の閉鎖や統合につながることがある。その場合には、政治的な摩擦を起こす可能性もある。その危険性を織り込みながらも、市場メカニズムを働かせることは、英国医療改革の大きな政策意図だ。

無論、情報が得られたとしても、患者が的確に判断し、自分で医療機関を選ぶことはそれほど容易なことではない。しかし、このような情報提供の環境とＮＨＳのオープンな姿勢が示されることによって、医療システムへの信頼感や共有感が醸成されつつある。

医療への「参加」

次は、医療への「参加」だ。「医療サービスのあり方を患者と住民が参加して決める」——英国では、このような取組が「患者と地域住民の参加（Patient Public Involvement: 以下ＰＰＩ）」という言葉で定着しつつあり、本格的に進められている。それは、①患者が医療機関で受診する際、できる限り多くの情報を入手し、より能動的に治療方針や内容に関与していくこと、②地域の医療サービスのあり方について住民の意思を反映させ、地域の健康状態を向上させていくこと、の二つだ。

英国において、ＰＰＩが必要とされ、本格的な施策が展開されることとなった理由には、以下の四つがあると考えられる。

①医師と患者のコミュニケーションの向上

医師と患者のコミュニケーションを密にして、最適な医療を提供し、満足度を高めることは重要なテーマである。そもそも、医療の世界には「情報の非対称性」がある。つまり、専門知識のある医師と、それがない患者との間では情報量が圧倒的に異なり、通常の商品やサービスを購入する行為のように、患者が〝消費者〟として内容を選別することは難しく、両者の情報格差を埋めていく努力が必要となる。例えば、患者の生活習慣を聞きながら、効果的な治療法を選択したり、患者の生活サイクルや通院環境を踏まえて、適した投薬や治療を行なったりすることだ。両者の信頼関係が築かれれば、治療以外の生活面での留意事項を患者が十分に理解し、実践され、医療行為の効果を高めることも可能となる。

②ブレア政権における政治的背景

すでに述べたように、ブレア政権は、ニューレイバーの思想に基づいて様々な改革を進めた。この中で、キーとなる思想の一つが「コミュニティーの重視」「市民セクターの強化」である。あるいは市民の「エンパワーメント」（力をつけさせること）と言ってもよい。この思想は色々な形で政策に反映されたが、医療におけるＰＰＩもその一つの具体化と見ることができる。また、医療のインフラ整備を進めてきた結果、ハード面での整備が一段落したことも、ＰＰＩのようなソフト面での取組に目を向けさせる背景となった。

③ＮＨＳの信頼回復

九〇年代前半、医療の信頼を揺るがす大スキャンダルが発生した。ブリストル王立小児病院において、乳幼児の心臓手術後の死亡率が全国平均に比べて著しく高く、これは医療過誤によるものであることが判明したのだ。この事件についての事故報告書の中で、「ＮＨＳへの市民の参加を制度的に根付かせなければならない。医療のあり方に影響を与える決定については、患者と地域住民の視点に耳を傾け、説明がなされなければならない」との指摘が盛り込まれた。大きく損なわれたＮＨＳの信頼を回復するためにも、患者や地域住民に開かれ、その意向やニーズに応えられるＮＨＳへ生まれ変わる必要があった。

④ＮＨＳにおける「選択」の重要性

そもそも、ＮＨＳは配給的な色彩の強い仕組みだ。日本と違って、医療機関を「選択」するという発想は薄い。したがって、医療改革を進める過程では、どうしても供給者（医療機関・医師）寄りの発想が強くなりがちだ。だからこそ、医療改革全体のバランスをと

PPIの段階と患者の役割

	情報提供	フィードバック	意志決定への影響付与
個　人レベル	治療内容・サービスに関する患者及び介護者への説明	患者は自らのケアや治療について意見を述べ、心配事があれば提起	患者、介護者、医師等との間で、よく相談して治療法等を決定する
集　団レベル	NHS機関の運営状況についての地域住民への説明	患者が提起している苦情の傾向や体験についての意見を表明	政策、運営方針、計画の策定に関与

り、NHSをより患者寄りのシステムとしていくための意識的な取組が必要とされた。これもNHSならではの事情と言えよう。

そして、PPIを実行する際、「情報提供」「フィードバック（利用者意見の把握）」「意思決定への影響付与」の三つのフェーズがあり、それぞれ、個人レベル、集団レベルでの機能が期待されている。その全体像は上の図で示すとおりである。

このような枠組みの中で、PPIを具体的に実現する方法としては、次のような三つの経路（チャネル）が準備されている。

①患者がNHSのサービスに関与する経路（チャネル）

医療サービスの現場で患者が不満や不安を抱いた

時にどうするか。これを適切にサポートすることは、患者の安心や信頼に直結する問題である。NHSでは二段構えで患者のサポートを行なう体制を整備している。

一つめはPALS（Patient Advice and Liaison Services：患者助言・連絡サービス）である。これは、患者や家族が医療サービスを受けた「その場で」心配ごとや不満がある場合に立ち寄り、相談できるサービスで、二〇〇一年四月から導入された。窓口は、医療機関（NHSトラスト）、FT、PCTごとに、例えば病院の受付窓口などに設置されている。PALSの第一目的は、患者の声に「耳を傾け、相談に乗ること」。患者本人、家族、看護者の相談を受け、何よりも「速やかな解決」を図るため、スタッフは、医師や看護師などの関係するスタッフとも連絡をとりながら、患者の心配や不満を取り除くための助言を行なう。つまり、一次的な窓口として、トラブルの芽を摘むサービスだ。

二つめはICAS（Independent Complaints Advocacy Services：独立苦情・擁護サービス）。これは、PALSを経ても不満が残り、正式な苦情申立てをしたいと考える患者と家族への支援サービス（情報提供、ガイダンス等）だ。地域ごと（おおむねPCTのエリアごと）に設置され、ケースワーカーなどが対応してくれる。ICASでは、患者それぞれの状況を踏まえ、正式な不服申立てに入るための助言を行なう。例えば、申立てに必要な文書の作成、申立てを行なう会合への誘導なども支援してくれる。つまり、患者の代弁をしたり、不服申立てを促したりはしないが、必要な関連情報の提供と手続の支援を行なうサービスである。

このように、ともすれば医療サービスの受け手として立場が弱く、また情報を入手したり、手続をとったりする際の負担がかかる患者の視点から、患者を支援する仕組みをあらかじめ準備している点は意義が大きい。これだけでも「患者第一」のメンタリティを医療関係スタッフに強く浸透させる大きなきっかけとなっている。

②地域住民がNHSの運営やサービスに関与する経路（チャネル）

次に、コミュニティーの構成員である地域住民が、地域の共有財産とも言える医療機関（トラスト）の運営や意思決定に関与するチャネルが準備されている。

一つめは、NHS機関の意思決定の場に地域住民が直接参加することだ。全てのSHA、PCT、医療機関に対し、サービス供給の計画策定、サービス提供、運営方針の発議等に際して、患者と地域住民に協議することが義務付けられている。全てのNHS関連機関の役員会（board of directors）では、必ずそれらの「ＮＨＳと関係のない外部」の人々（lay members）をメンバーとし、その中から議長を任命している。期待されているのは、地域のことを一番理解している住民達の経験と意見だ。同時に、ＮＨＳ機関が意思決定する際に、患者と地域住民の利益を最大限考慮することは、ＮＨＳにとってもメリットになるという発想がある。

ただ、医療の専門知識もない地域住民をＮＨＳ機関の意思決定に関与させると言っても、現実的にどこまで機能するのか、という疑問があるだろう。この点でも英国の仕組みはかなり本格的だ。「外部」のメンバーの任命を行なうための第三者機関（ＮＨＳ任命委員会:NHS Appointments Commission）が、保健省の示す一定の基準をクリアする人材をリクルートし、専門的知識についての研修を行ない、実際の任命までの責任を負っている。一朝一夕に地域住民を関与させても実効性は乏しいので、機能させるために、そのような人材育成のシステムまで準備しているのだ。

このような「外部」の人材をＮＨＳ機関の意思決定に直接関与させることには、賛否両論あるのは事実である。目に見える効果が出ているとは言い難いとの意見もある一方、

「サービスの向上や住民への説明責任を果たすことができた」「医療が政治的に利用されることを避けることが可能となった」「医師やNHS機関と地域住民との信頼関係が向上した」という肯定的意見もある。

二つめは、地域レベルでの住民参画の仕組みだ。地域の医療政策と医療サービスに関して患者と市民の声を吸い上げることを目的として二〇〇三年一二月から試みとして始められたのがPPIフォーラムだ。PPIフォーラムとは、全国六百余り（当時）のNHSトラストとPCTごとに設立された地域住民の評議会と言うべきものだ。フォーラムのメンバーは、地域の医療サービスの提供の方針やNHS機関の運営に関与したいと希望するボランティア（おおむね一五〜二〇名程度）から構成される。フォーラムの役割は、文字どおり「地域住民の意向をNHS機関につなげるパイプ役」である。例えば、患者や医療従事者へのアンケート調査を行ない、それをNHS機関に報告し、必要ならばサービスの見直しを促すための提案書を提出する。そして、NHS機関側には、PPIフォーラムの報告や提案に対して、二〇営業日以内に書面をもって回答しなければならないとされている。

PPIは計画どおりに全国各地に設置されたが、その権限が不明瞭であり、当初期待されていた効果をあげることができなかった。加えて、政府が医療と福祉の垣根を取り払う政策を進めた結果、ＰＰＩには医療だけでなく福祉に対しても意見する役割が求められるようになった。このような背景のもと、二〇〇七年にＰＰＩに関する法改正（Local Government and Public Involvement in Health Act 2007: 地方自治体と市民参加に関する法案二〇〇七年）が行なわれ、ＰＰＩフォーラムは、ＬＩＮＫｓ（Local Involvement Networks: 地域参画ネットワーク、以下リンクス）という新しい組織に置き換えられることが決まった。このリンクスは、地域の医療・福祉サービスに対する住民の関与と発言権をより強化する目的で創設された。ＮＨＳではなく地方自治体が主体となって設置する。その責任範囲は、医療のみならず、社会福祉サービスも含むこととされた。地方自治体には、リンクスを創設・運営するための予算が配分され、その活動を支援することが求められている（二〇〇八年度から三年間で八四〇〇万ポンド〈約一三〇億円〉が投入される）。従来のＰＰＩフォーラムに比べ、「点」ではなく「面」で活動できるようにするため、地域の様々な個人や団体を結び付け、地域の医療サービスの改善に住民の意向を反映しようという狙いがある。全国のＰＰＩは二〇〇八年末までにリンクスに置き換えられた。実際にどこまで制度の目的が達成されるのか、今後も注目していく必要があるだろう。

いずれにしても、ＰＰＩフォーラムや、リンクスといった存在が、ＮＨＳサービスの監視役として、公的な役割を明確に与えられながら設置されている点は興味深い。「住民自治」の発想に近いものだ。

③自治体がＮＨＳサービスに関与する経路（チャネル）

地域住民の声をＮＨＳに反映させる手立てとして、自治体からの監視ができる仕組みも準備されている。自治体は福祉サービスの担い手でもあり、自治体とＮＨＳとの関係を密接なものとすることは重要な意味を持つ。このため、二〇〇三年以降、自治体ごとに包括監査委員会（Overview and Scrutiny Committees：以下ＯＳＣｓ）が設置されている。

ＯＳＣｓのメンバーは患者団体やボランタリー団体の代表などから構成される。ＯＳＣｓは、国営のＮＨＳを含む様々な公共サービスの「監視役」として、それぞれの地域の各サービス提供団体の財政状況から、サービスの提供計画、その有効性等にいたるまで調査する。ＰＣＴやＮＨＳトラストなどに対して情報提供を求めることも可能である。特に自治体の観点からは、健康格差の問題、個々の医療機関のパフォーマンスよりも長期的な戦略等に焦点を当てたチェックが行なわれることとなる。

ＯＳＣｓに法的な権限・拘束力はないが、ＰＣＴやトラストの策定する戦略や運営のあり方に厳しく注文を付け、実効的には、ＮＨＳのサービスに対してかなりの牽制効果をもたらしている。ＮＨＳ側としても、地域住民の声を代弁するＯＳＣｓからどのような評価を受けているかはサービスの信頼性にかかわるため、かなりの注意を払っている。不適切な運営や経営状態の悪化が分かれば、メディアを通じて地域住民に広く知られることにもなるため、経営陣は神経を尖《とが》らせている。

患者と住民の「参加」の意味

これまで見てきたように、患者と地域住民を医療の世界に「参加」させ、意思決定やサービスのあり方の決定に積極的に関与させようとする取組は、注目に値するものが多い。このような取組がどこまで機能するかを見極めるには、もう少し時間がいるだろうし、試行錯誤もあるだろう。ただ、ＰＰＩを担当しているあるトラスト関係者はこう評価している。「ＰＰＩの仕組みが具体的にどうサービスを変えたか、答えはまだ見えないし、それなりに時間がかかるでしょう。しかし、スタッフや経営陣のメンタリティは確実に変わってきています」。具体的な方法論を備えることにより、医療関係者の意識の中心に「患者」を置くメンタリティが、様々な形で繰り返し刷り込まれ、その緊張感が徐々にシステム全体に浸透しつつある。このような動きの中に、英国の「フィードバック（評価を受け改善する）」文化の厚みを実感することもできる。すなわち、様々な社会のプレーヤーの活動（パフォーマンス）を第三者や利用者の目から評価させ、その結果をオープンなものとする。そして、そこから問題点を発見し、改善に結び付けようという姿勢だ。

（3）「地域」——医療の地方分権

「地域」という視点の重要性

英国医療改革では、〝地域に立脚した医療〟の実現が目指され、医療の「地方分権」が進んでいる。

なぜ、英国医療において「地域」が重視されているのか。まず、現在政権を握っている労働党は、「地域住民による自治こそがよりよい社会の実現につながる」という理念を持っている。また、疾病構造の変化がある。生活環境の改善と人口の高齢化に伴い、病院での治療に軸を置いた急性期モデルから、病気の予防と慢性疾患の管理を軸とした慢性期モデルが重要になりつつある。このような流れの中、英国では、地方自治体やコミュニティーが医療に関してより大きな役割を担うべきと考えられている。地域の住民と医療従事者が協力して認知症の患者を支えたり、体の不自由なお年寄りに対して自治体の福祉部局とNHSの医療機関が連携をとりながらケアを提供したりすることの重要性が強調されている。さらに、医療に対するニーズは全国各地で異なり、全国一様の政策より、地域の固有の課題に対し、地元で企画された施策や対策の方が効果が高いと認識されている。例えば、ロンドンの低所得者地区では飲酒や薬物中毒、精神疾患などが政策の優先課題になるが、富裕層が多く住んでいるオックスフォードシャー州では、生活習慣病や高齢者の認知症が課題だ。このような地域間の差異がある中で、地域のPCTを軸に、キメの細かい医療政策を実行していくことが望ましいという考え方は日増しに大きくなっている。

医療の地方分権の中心はＰＣＴ

では、地域に立脚した医療を実現するためにどのような仕組みが準備されているのだろうか。労働党政権は、一九九九年から一連の法整備を行ない、医療の地方分権を進めてきた。まず、全国の各地域にＰＣＴを整備し、地域における医療政策の立案、医療財源の配分、政策の実行、医療機関の管理に関する全面的な権限を与えた。ＰＣＴは毎年、各種の指標を分析して、担当地域の住民の健康状態を把握し、医療政策上の重点課題を決める。担当地域で使用される医療財源を国から受け取り、疾病予防（保健）活動、ＧＰ、病院へと戦略に基づいて配分していく。医療機関が各疾患に対してどのような治療を行なうかをコントロールするのもＰＣＴの役割だ。例えば、ＰＣＴは、国が定めた最低限の医療の基準を下回らない限り、特定の医療行為をＮＨＳサービスの対象範囲からはずすこともできる。実際、一部地域では、高額の抗がん剤治療が、効果の割にコストが著しく高く、他の住民の利益にならないという理由で、ＮＨＳの対象外にされるといったことが起こっている。また、医療機関から来る医療費の請求書をチェックし、決められたとおりの医療が行なわれているかを審査し、医療費を払うのもＰＣＴだ。さらに、ＰＣＴは地域での医療への需要を中長期的な観点から予測し、医療機関の新設や統廃合、病床数、医師数の調整を医療機関に対して働きかけを行なう。ここで、改めてＰＣＴが担うことになった役割をまとめると、以下のようなものがある。

①それぞれの地域でどのような病気やケガが多いかを調べて、地域住民の健康促進プログラムを計画し、実行する。

②地域でどのくらいの数の医師、看護師やベッド、手術室などが必要かを予測し、医療機関と相談しながら十分にそれらを確保する。

③病院、開業医、介護などケアにかかわる人達の連携を促進する。

④患者がどのような治療を受けるべきか、医療サービスの内容と質を定めて、病院が基準を満たしているかどうかをチェックする。

⑤病院と医療サービスの提供契約を結ぶ。この際、特にサービスの量と質に関して細かいレベルで合意する。

⑥病院からの費用請求をチェックし、設定された基準どおりの治療が行なわれているかを

確認し、費用を償還する。

これらを見ると、ＰＣＴは日本の「保険者」をより積極的にし、「自治体」の機能の一部も取り込んだ存在と言えよう。

また、前節で見たように、ＰＣＴについては、住民がＰＣＴを統治することを通じて地域の医療政策の決定や実行に関与し、チェックする仕組みも導入されている。ＰＣＴは、役員会（取締役会に相当）によって統治・運営される組織だが、この役員会の過半数は、外部メンバー（社外取締役に相当）が占めることとなっており、多くの場合、地域の実業界、公共セクター（自治体、学校など）の有識者が参加している。また、ＰＣＴの運営委員会は、住民に公開されていて、誰でも参加し、議論を傍聴することができる。

自治体との連携も促進

最近では、地方自治体、地域コミュニティーとＰＣＴの連携強化を進めている。まず、医療と福祉の連携を強めるために、ＰＣＴの医療予算と自治体の福祉部局の福祉予算をまとめて執行する制度が創設されている。これにより、一部の患者群についての医療予算と福祉予算が一つの財源としてまとめられ、ＰＣＴと自治体の垣根を越えた一括したサービスの提供が行なわれている。例えば、交通事故が原因の身障者に対して、リハビリと生活支援を提供するためのグループホームをＰＣＴと自治体が共同で出資して運営している。乳幼児の感染症と高齢者の転倒事故を防止するために、自治体とＰＣＴが共同で公営住宅の建て直しを行なうという例もある。組織面では、自治体の福祉部局の幹部とＰＣＴの役員の兼職を推進している。最も典型的なパターンとしては、ＰＣＴの最高執行責任者と自治体の福祉部局長の役を同一人物が担うという形だ。また、いくつかの地域では、自治体の福祉部門とＰＣＴの組織統合も起こっている。トーベイ地方（Torbay）では、自治体の福祉局がＰＣＴに吸収合併された。ヘアフォードシャー州（Herefordshire）では、地方自治体の組織全体とＰＣＴが実質的に合併し一つの組織（公共サービス公社）として活動している。予算・人事両面の積極的な取組によって、地域における医療政策と福祉政策の実質的な連携が可能となっている。

また、労働党政権では、医療と福祉の範囲に止まらず、地域の公共サービスの全般的な融合を目指している。まず、二〇〇一年から、自治体が地域戦略パートナーシップ（Local Strategic Partnership）という会議体を組織することが義務付けられた。地域戦略パートナーシップは、それぞれの地域にある公的機関が参加する会議体で、具体的には、治安、警察、教育、住宅、雇用、商工、医療、福祉の各機関の幹部がメンバーとなっている。自治体のイニシアチブのもと、これらの機関が共同で、地域住民が公共サービスに対してどのようなニーズを持っているかを分析し、優先課題を設定する。

そして、地域戦略パートナーシップは、地域戦略に基づき具体的な施策を立案する。これらの施策は、「地域合意政策」（Local area agreement）と呼ばれ、具体的な目標、施策、関連公共機関の役割分担、財源などが盛り込まれている。「地域合意政策」は、自治体と中央政府との「契約」とみなされ、中央政府は「地域合意政策」の進行状況について目標管理を行なう。「地域合意政策」は、二〇〇六年度より実験的に運営されてきたが、例としてオックスフォードシャー州の戦略パートナーシップの地域合意政策では、①地元経済の活性化、②増加する人口に対応した住宅の供給、③交通渋滞問題の解消、④教育の普及――特に職業教育の強化、⑤街路の美化と住環境の改善、⑥犯罪の抑制、特に反社会的行動の抑制、⑦健康改善、⑧ごみの分別化の推進、⑨資源の有効活用の九点についての施策をとりまとめた。その上で、各施策に対しての具体的な目標が掲げられ、関連する組織がそれぞれの重点項目でどのような役割を果たすか、また政策実現に向けて必要な資金を各団体がどのように負担するかが決められている。

監査機関の統合

ヘルスケア委員会という機関が、全国のＰＣＴと病院（トラスト）の評価と格付けを行なっていることはすでに紹介した（三七ページ参照）。他方、福祉サービスに関しては、従来から社会福祉監査委員会（Commission for Social Care Inspection）という機関が、全国各地の自治体の福祉部局と福祉サービス提供者の評価と格付けを担当していた。しかし、住民・患者の視点から医療と福祉の統合を進める目的で、この二つの機関は二〇〇九年度に統合され、ケア品質委員会（Care Quality Commission）という機関が発足した。今後は、ケア品質委員会に高度医療から地域福祉の末端のサービスまでの監査と評価が全て任されることとなる。これによって、患者にとってより包括的で、切れ目のないサービスの実現が促進されることが期待されている。

地方分権は発展途上

以上、英国での医療の地方分権がどのように進められてきたか、そして、各地域で医療と自治の連携がどのように強化されているかを紹介した。これまで、ＰＣＴを軸とした医療の地方分権はほぼ実現し、各ＰＣＴは地域の実情に合わせた戦略を実行しはじめている。また、住民の医療に対する当事者意識も高まっている。反面、医療と福祉、そして自治との連携は、体制は整いつつあるものの実際の成果はまだ限られているというのが現状だ。地域レベルでの成功事例を挙げると、例えば、英国南部の南デボン地区（South Devon）では、病院と自治体の介護チームが連携して脳梗塞《こうそく》のリスクが高い患者の動向をモニターするという体制ができた。また、グロスタシャー州（Gloucestershire）では、歩行障害専門のリハビリ施設をＮＨＳと自治体が共同で設置し、予後の改善と転倒の防止に成功し、高齢者の健康維持と医療費の削減を実現した。しかし、これらの成功事例は、まだ全国的に実行され、成果を上げるにはいたっていない。医療と自治の連携をさらに高めていくためにはＰＣＴと福祉部局のより強いリーダーシップが求められている。その意味では、これらの動きは発展途上にあり、今後の進展が期待されている。

（4）「公平」——健康「格差」への目配り

現在、英国では、「健康格差（Health Inequality）」の問題に強い関心が寄せられ、労働党政権はこの問題の解決に力を注いでいる。社会的・経済的な〝格差〟が、人々の健康面に投影され、世代をまたがって格差を再生産しているという問題意識だ。これは、英国の社会経済構造全体に根ざした問題で、特効性のある解決策を見出すことは容易でないが、現在、内政の重要課題の一つと位置付けられ、分野横断的で包括的な政策が講じられている。

健康格差とは

健康格差の問題は、地域間や職種間で、平均寿命や乳児死亡率などに大きな格差があるという事実に端的に示される。例えば、平均寿命で見れば、（イ）地域の経済状況によって大きな格差があること（各地域を経済状況に基づいて五つのクラスに分けた場合、最上位と最下位のエリアの間には男性で三歳、女性で二歳の寿命差がある。なお、貧困の度合いの高いエリアは国内北部に多い）、（ロ）社会的階級によって大きな格差があること（職種〔肉体労働か管理職かなど〕に着目して社会的地位を五つのクラスに分類した場合、最上位と最下位のクラスの間には男性で八・四歳、女性で四・五歳の寿命差がある）というデータが象徴的である。大まかに言えば、英国南部は北部より約二歳寿命が長く、専門職種の労働者は肉体労働者より約五〜八歳寿命が長い。

これは、英国内の地域間・職種間の経済社会状況の格差、すなわち、社会階層、人種、職種、性差等の格差が、生活水準、生活習慣（飲酒、喫煙、食生活等）の格差、教育と意識の格差、医療サービスへのアクセスの格差などに投影され、結果として人々の健康状態に反映されたものととらえることができる。そして、このような格差が、今なお緩やかに拡大していることに対し、国民と政府の危機感が高まっている。

健康格差への取組が進んだ理由

一九九七年以降の労働党政権では、格差問題、そしてこの健康格差問題への取組に多くのエネルギーが注がれてきた。その理由としては以下の四点を挙げることができる。

①理念的な抵抗感…NHSが「公平・無料・国営」を根本理念としたシステムであることに見るように、英国では、健康や医療といった次元での「公平」という価値観が重視されている。

②いわゆる「格差」の要因（再生産要素）としての問題意識…近年、英国では「社会的流動性」（Social Mobility）を確保することが重要な視点として唱道されている。すなわち、生まれの違い、環境の違い、人種の違い等によって、社会的・経済的に大きな格差が生まれ、「機会の平等」が損なわれれば、社会的排除を生み出すだけでなく、社会全体としての活力を削ぎ、経済的にもマイナスとなる。

③サッチャー改革へのアンチテーゼ…八〇～九〇年代の保守党政権の間に、社会経済的な格差が拡大した事実が明らかとなっている。労働党政権としては、サッチャー改革の負の側面の表れである〝格差〟の問題、中でも健康格差の問題に正面から取り組むことは、政治的にも訴求力が高い。

経済状況（5区分）ごとの平均寿命（2002-04年：イングランド）

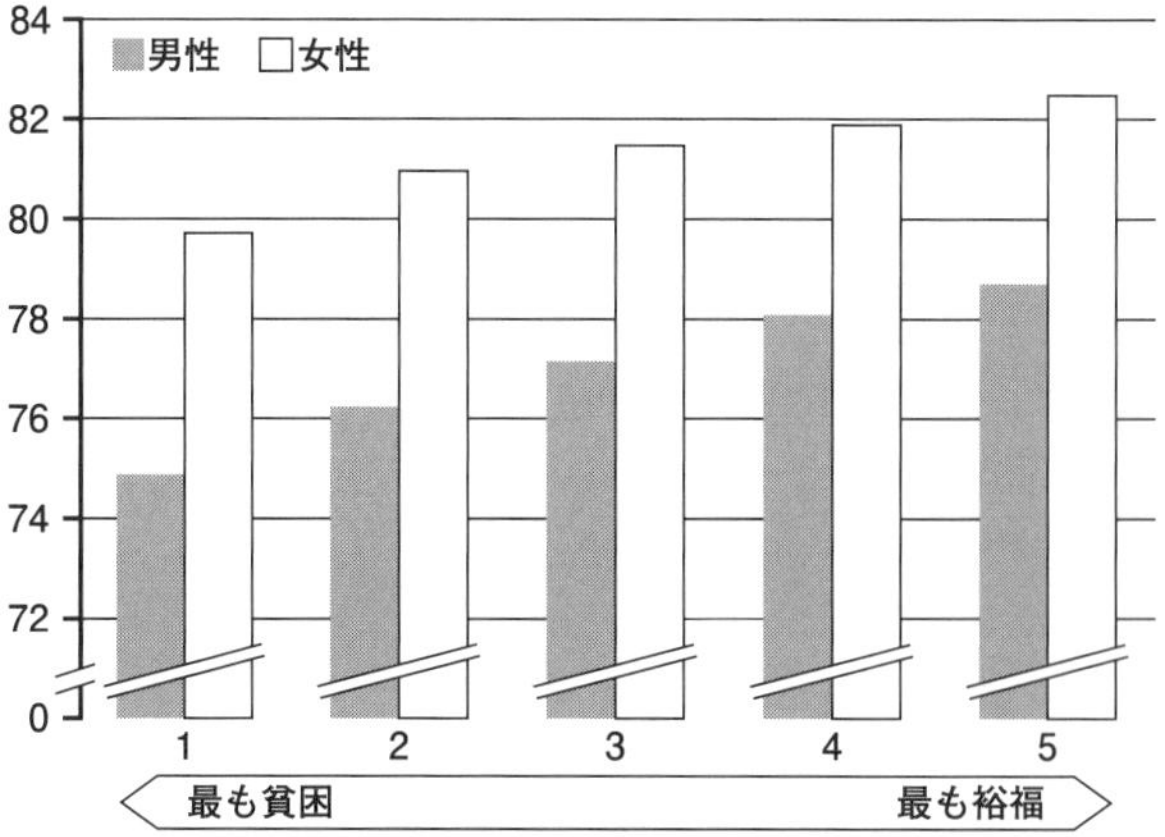

英国国家統計局（ONS）のデータに基づき作成

社会的階級と性別ごとの平均寿命の変化（イングランド及びウェールズ）

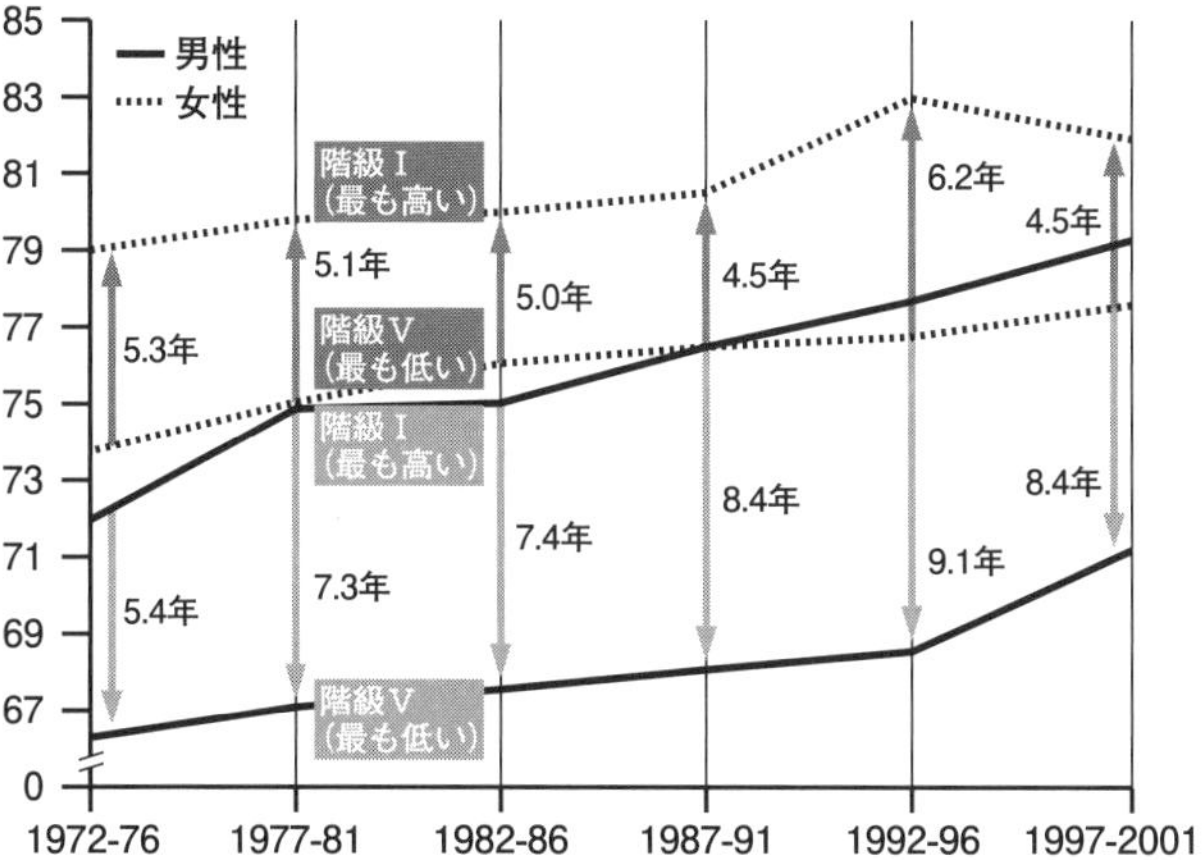

英国国家統計局（ONS）のデータに基づき作成

④欧州における趨勢《すうせい》…現在、欧州では健康格差への問題意識が高まり、それに対応するための研究や政策展開が進められている。八〇年代半ばにはフィンランドで健康格差縮小の理念が政策的に位置付けられ、その後スウェーデンやオランダでも政策目標化され、研究成果も蓄積されている。

英国における健康格差対策の流れ

英国では、一九八〇年代から健康格差問題が意識されはじめたものの、政策展開に着手されたのは労働党政権発足後の一九九〇年代末期からであり、本格的な政策動員はここ五年間で進んだものが多い。

一九八〇年、当時の保守党政権下で「ブラック卿《きょう》報告」(Black Report)が作成され、戦後一貫して社会階層間の平均寿命の格差が拡大し続けていること、一九七一年時点で、成人男性の場合に社会階層の違いで死亡率が最大二倍の差があること等が報告された。その後しばらく、この問題は放置されていたが、労働党は一九九七年の政権交代を契機に、保守党政権の負の側面に光を当てるべく健康格差問題を重要な課題として位置付けた。

まず、一九九八年に「アチェソン報告」（Acheson Report）が公表され、「ブラック卿報告」で報告された社会階層による死亡率の差がさらに三倍に拡大しているなど、性差、社会経済的地域、教育レベル、生活条件の違いによって、寿命、罹病《りびょう》率、死亡率が大きく異なることが示された。これに加えて、保健省に限らず、福祉給付、チャイルドケア、就学前教育、住宅、交通、自殺削減、喫煙削減など幅広い施策の必要性が提唱された。「アチェソン報告」を受け、一九九九年には政策方向性を示すホワイトペーパー（政策提案文書）として、『生命を救う――より健康な国家へ』（“Saving Lives:Our Healthier Nation”）が刊行され、疾病減少への国家的な目標設定、自治体の取組による健康水準の改善が提言され、大々的な政策展開の土台が築かれた。

二〇〇一年の選挙の直前には、労働党のマニフェストにおいて、健康格差の是正にかかわる二つの政策目標が設定された（平均寿命の最も短い地域と全国平均寿命の格差、乳児死亡率の肉体労働者と全国平均の格差を一〇％縮小すること）。二〇〇二年の財政方針を示す包括的歳出見直し（Spending Review）の一環として、財務省と各省との間で政策目標を明確化するための「公共サービス合意（Public Service Agreement）」が結ばれ、具体的目標として、二〇一〇年までに、（イ）乳児死亡率では「単純・肉体労働者」と「全体平均」の格差を一〇%縮小、（ロ）平均寿命では、「最も貧困が進み、健康水準の悪化している地域」と「全体平均」の格差を一〇%縮小（のちに二〇〇四年の歳出見直しにおいて改訂されたもの）することが設定された。

その後、二〇〇三年に策定された政策行動計画「健康格差との闘い：行動プログラム」（Tackling Health Inequalities: A Programme for Action）が示され、対策を加速させた。この中では、健康格差問題の輪郭を再度整理した上で、保健医療分野を超えた社会経済のあらゆる側面における格差の要因に着目し、分野横断的（教育、福祉、環境、住宅、都市問題、交通）な施策を講じるためのメニューと具体的な工程表をはじめて明らかにし、その後の進捗状況のモニターの方法等も設定するにいたった。ここでは、保健省をはじめ、一二の省庁が関与し、具体的な取組メニューとそのスケジュールが明示され、画期的な意味あいを持つものとなった。また、行政主導と言うよりも、地域レベルで、官民一体となった対応を促した点でも特徴的であった。

さらに、二〇〇四年には、政策の方向性を示すホワイトペーパー「Choosing Health

（医療を選ぶ）」の中で、この後の保健医療政策の最優先課題を六つ掲げ、その先頭に健康格差の問題が位置付けられた。

英国の健康格差対策の特徴

このような流れを経てきた英国の健康格差対策について、政策の枠組みとアプローチにいくつかの特徴的な点を見出すことができる。

まず、政策の枠組みの特徴として、時間は要したが、プロセスを経て着実に政策的な熟度を増してきたことがある。すなわち、（イ）「ブラック卿報告」などによる客観的なデータの蓄積と公表、（ロ）トップダウン型の明確な政策目標の設定、（ハ）具体的な施策を示すアクションプラン（分野横断的な施策を動員）の策定、（ニ）施策の進捗を管理する工程表とモニターシステムの整備、といった流れで、システマチックな対策としての輪郭を固めていったことは興味深い。

また、施策のアプローチとしては、特に以下の三点が注目に値する。

①地域・自治体を取組の軸に位置付けていること

健康格差の問題はそのまま地域間格差の問題に直結している。このため、貧困地域、社会経済的な位置の低い地域の底上げを戦略の中心に据えた上で、重点的な取組を要する地域を明確化していった。具体的には、特に重点的な取組が必要とされる貧困地域を健康重点地区（HAZ: Health Action Zone）として指定（二六地区）し、四・五億ポンドの予算を投じたほか、貧困地域でGP、子育て、女性医療、教育、雇用等のサービスに一元的にアクセスできる拠点として、健康生活センター（Healthy Living Center）（予算三億ポンド）を整備した。また、全国（イングランド）三六八の自治体ごとに各地域の社会経済状況（所得格差、民族構成等）、保健・健康状態（平均寿命、がん死亡率）を三一の指標に基づいて評価し、全国の中でどの位置にあるのかを統計化し、定性的に評価したものが公表され、地域ごとの取組のための企画立案の材料として提供されている（健康プロフィール "Health Profile" なお、この内容はウェブサイトで公開されており、The Association of Public Health のホームページ <http://www.apho.org.uk/> より閲覧できる）。

②プライマリケアと生活習慣対策を重視していること

日々の健康維持増進には、プライマリケア（一次医療）の環境を整備することが重要だ。

このため、従来は相対的に医療機関が不足するなどアクセスの面で不利であった貧困地域を中心に、プライマリケアや健康改善の取組に簡単に参加できる状況を作り出し、その質の向上に力が注がれた。例えば、地域間の医療資源（医療機関等）の不均衡を是正するため、配分を決定するための算定式を見直し、貧困地域へより多く傾斜されるような工夫も行なっている（なお、この点については、労働党支持基盤と重なる部分も多く、政治的な介入との批判もある）。また、生活習慣の改善が根本的な対策であることから、禁煙強化、肥満減少、健康的な食生活（学校給食含む）、運動習慣を普及させ、性に関する健康問題（HIV、一〇代の妊娠など）、飲酒対策なども、対策のメニューとして位置付けられている。

③広範な施策分野の動員（他施策とのパッケージ）を行なったこと

健康格差対策は、社会経済状況全体の問題を投影したものであり、保健医療分野だけで効果的な対策を講じるのには限界がある。このため、既述したとおり、きわめて幅広い施策分野を動員して対策を講じる体制をとっていることは意義深い。

中でも、最大の要素となりうる所得格差については、所得格差そのものの是正ではなく、貧困地域対策を主眼に据え、「機会の平等」を前面に掲げ、特に生活習慣・食習慣など、子ども時代の悪影響を排除する、という観点を重視している。また、貧困対策として、子育て家庭への福祉給付の拡大、最低賃金制度の創設、全国五〇〇の貧困地域を対象としたシュアスタート（Sure Start）プログラムも効果を上げているとの評価がある。

対策の到達点と今後の課題

それでは、これらの取組はどのような成果を上げたのか。現時点では、まだ著しい格差の解消効果は見えず、むしろ若干拡大の傾向を見せている指標もある。しかし、これは施策の効果が薄いというよりも、元来格差が拡大傾向にあったことも考えれば、拡大スピードを緩やかにしたとも見ることもできよう。

個別の指標については九七ページの表のような進捗状況が報告されている。ちなみに、平均寿命と乳児死亡率の指標については、英国全体について改善傾向が見られるものの、格差は若干拡大の傾向を見せている。乳児死亡率については、単純・肉体労働者と全体平均の差は五年前から若干増加し（一三％→一九％）、平均寿命については、貧困重点地区（Spearhead Group）と全体平均の差は女性は微増（一・八％→一・九％）、男性は変わらず

（二・六％のまま）となっており、格差の減少は当初の目標どおりには進んでいない。まだ政策的効果が出ていない分野が多いものの、かなり広範で多角的、かつ生活に根ざした分かりやすい指標を設定し、詳細なデータ収集・分析を行ない、公表している点は注目に値しよう。

また、経済的格差そのものについては、様々な指標があり、評価が難しいが、わずかながら改善しているという評価が一般的である。各種施策の結果、少なくとも年金生活者と子どもに貧困からの脱却など一定の効果が見えているとの評価がある（ただし、貧困の割合自体は減少しているが、今なお四〇％の子どもが貧困線〔平均所得の半分〕以下の状態にある）。既述したとおり、政府としては、国民全体の所得格差そのものに焦点を当てるのではなく、貧困対策を主眼に置いてきたことを踏まえれば、この点には一定の評価を与えうるだろう。

いずれにせよ、健康格差対策の効果について評価をするには時期尚早と言うべきだろう。その理由は、健康格差の問題は、本質的に、生活習慣や健康意識に根ざすものであり、とりわけ子ども時代の影響が大きい。すなわち、「世代の問題」とも言える側面を持ってい

評価項目と進捗状況の一覧

主要死因（がん、循環器系疾患）による死亡率（10万人当たり、75歳以下）	がん死亡率は英国全体として減少、わずかに富裕地域と貧困地域の格差も縮小。
高齢者（65歳以上）のインフルエンザワクチン接種率	全体として増加。格差は縮小の傾向。
喫煙率（肉体労働者・妊婦）	全体として喫煙率は低下。しかし肉体労働者とそれ以外との格差縮小は確認できず。 妊婦の喫煙率は低下傾向だが、単純労働・肉体労働の妊婦の喫煙率は上昇し、格差は拡大。
GCSE（高校生の共通試験）でA-Cの成績を取った者の割合	全体として増加。わずかな格差縮小傾向あり。
5品目以上の野菜・果物を摂取する割合	全体として若干の増加。しかし格差縮小は確認できず。
質の低い住宅に住んでいる者の割合	全体として相当程度の低下。格差縮小も認められる。
低所得世帯の児童の割合	全体として低下傾向が認められる。

英国保健省　"Tackling Health Inequalities : Status Report on the Programme for Action-2006 Update of Headline Indicators"（2006）に基づき作成

るため、講じた施策が効果を表してくるには相応の時間がかかる。また、技術的にも、実際の変化の発現とデータへの反映・集積にはタイムラグが生じることも想定される。加えて、健康意識の向上などの効果は、教育水準の高い中流クラス以上の層にまず浸透し、それから問題解決の中核となる貧困層に浸透してくる可能性が高く、その意味でも一定の時間を持って施策の効果を見定める必要がある。

健康格差の問題は、個人がどういう行動を選択するかという側面と、社会経済の構造的な問題とが絡んだ複雑な問題だ。したがって、個人の生活にどこまで政策的に介入すべきか、また、どこまでやれば効果が出てくるのか、については様々な意見があり、英国も試行錯誤の途上にあると言えるだろう。それでも、現在の英国では、労働党政権下で、強い問題意識を持ち、積極的に施策が講じられ、この課題が国民に広く認知されている。

我が国でも、いわゆる「格差」問題は広く問題意識を持たれているが、今後、格差問題の中核的な要素として、健康格差や子どもの貧困が議論の対象となってくる可能性がある。既述したとおり、英国でも本格的な施策が講じられるまでに三〇年以上にわたって試行錯誤を重ねてきた。また、健康格差問題は、欧州を中心に、数多くの国で議論されている。我が国でも、これらの経験と知見を十分に活用し、この問題についての議論を始めることが必要な時期に来ているのかもしれない。

（5）「医療従事者」――クオリティの高いサービスを提供できる医師の確保

実際に提供される医療サービスの内容と量を決定するのは、医療従事者、特にその中心となる「医師」のあり方だ。英国医療改革では、大別して、①医師の資質の向上のための仕組みを活用するとともに、②必要な医師を確保するために大幅な医師増員を図る、という政策を展開した。

英国医師の現状

英国の医師の現状を見てみよう。英国でも医師の社会的ステータスは高く、医学部を志望するのは、一定レベル以上の成績の学生だ。医学部卒業後ほとんどの医師がNHSで働くこととなる。

では、医師の生活はどのようなものか。まず、労働条件について。多くの医師は実質的に、週五十数時間程度働いていると言われている。もちろん、夜勤もあるので一概には言えないが、昼間の勤務だけを見てみると朝八〜九時に出勤し、夜六〜七時頃に帰宅するのが一般的な生活のパターンで、勤務時間は一日一〇時間程度だ。日本と比較すると勤務時間は非常に短いと感じられるかもしれないが、英国の労働慣習から見ると長いと思われている。英国は欧州連合（ＥＵ）に加盟しているが、ＥＵの労働規定で医師の勤務時間をさらに四〇時間に抑えるよう求められており、現在医師数を増やし、一人当たりの勤務時間を短くする取組が行なわれつつある。ちなみに、全ての医師には年五週間の有給休暇が与えられる。

医師の数で見れば、人口一〇〇〇人当たり二・五人で日本（二・一人）より多いが、フランスやドイツを下回る。この人数で、週五〇時間の労働ですむ背景には、ＧＰによる診療需要の抑制がある。つまり、診療しなければならない患者数が少ないということだ。

また、興味深いのは、ＮＨＳで働く医師には、ＮＨＳの仕組みとは別のところでアルバイトをすることが認められている点だ。前記の勤務時間の外にはなるが、多くの医師が、プライベート診療の患者（全額自己負担、民間保険の加入者）を診るアルバイトを行なっている。これらのプライベート診療は、ＮＨＳよりさらによいサービスを受けたい（例えば、待ち時間なく施術を受けたい）、ＮＨＳでは認められていない治療を受けたい（例えば、美容のみを目的とした整形手術等）などというニーズに対して応えている。実際、多くの医師がプライベートで収入を得ている。この慣習は、ＮＨＳが作られた六〇年前から認められているもので、背景には、医師を完全に「公務員」にしてしまうのではなく、意欲的な医師には自分で収入を増やす選択肢を残しておく発想がある。ＮＨＳの勤務時間内で週四時間程度のアルバイトが許されており、加えて多くの医師が週に一〜二回夜間や週末のプライベート診療を行なっている。

それでは、医師はどの程度の収入を得ているのだろうか。一口に医師と言っても様々だが、ＧＰの場合、ＮＨＳからの平均年収は一五〇〇万円（ただし、ＧＰ診療所の経営者と勤務ＧＰには倍以上の格差）、病院の専門医の場合、中級医師（卒後五年程度）で七〇〇万円、コンサルタント（上級専門医。卒後最低でも一〇年程度）で一七〇〇万円程度の報酬を手にすることができる。この他に、前述のプライベート診療のアルバイト収入がある。アルバイトと言っても人気のある医師は、数千万円を稼ぐと言われている。さらに、ＮＨＳには手厚い年金の仕組みがあり、老後の心配がないことも指摘しておきたい。

一般論になってしまうが、ＮＨＳの医師は職業に対する姿勢によっていくつかのグループに分類されると言われている。まず、一般的なのは、「バランス型」。患者のためによい治療を行なうことが大切と考えているが強い上昇志向はなく、コンサルタントになって穏やかで安定した生活を送りたいと考えている。仕事と家庭、個人の生活のバランスを重視する。次に「探求型」。最新の医療技術や難しい症例の研究が生きがいで、高度医療を行なう病院に勤務している。そして「ビジネス型」。プライベート診療で多くの収入を稼ぎ出すことを目的としている。

日本との比較で特徴的なのは、「バランス型」が多いことだ。この背景には、ＮＨＳが実質的には終身雇用の仕組みで、ある程度高い収入も得られるため、ハングリー精神あるいは上昇志向が比較的乏しい文化的土壌があると考えられる。日本では、開業して事業を発展させれば高い収入が得られる一方、勤務医は時間当たりの収入が低く、重労働に見合う収入となっていないとの声もある。これに比べると、ＮＨＳで働く医師の環境は、ある程度の生活と労働環境は保障するが、大きな収入を得る可能性もまた低い、対照的な仕組みとなっている。

厳しい教育・研修システム

英国の医師に関して興味深いのは、「厳しい教育・研修システム」と「自己規制の伝統」だ。この二つは医師の質の維持・向上に大きな意味を持っている。

まず、教育について。英国の医師は、厳しい競争のもと、相当の年数をかけて教育・研修を積み、専門性を磨くシステムとなっている。英国の大学医学部に入学するには、学力だけでなく、適性審査の比重が大きい。大学入試は一回きりの学力検査ではなく、面接が重視され、その中では患者とのコミュニケーションに必要な対人能力や説明能力がチェックされる。そして、四～六年間の医学部での教育を終え、卒業すれば、総合医療協議会(General Medical Council: 以下GMC)という機関に仮医師登録が行なわれ、いわゆる医師国家試験はない。その代わり、その後も医師としてキャリアを高めるには、研修や能力審査を受ける必要がある。卒後研修の流れは、頻繁に制度が改変され、やや複雑だが、大まかに見ると、①二年間の基礎教育期間（ファウンデーション・イヤー）に全ての診療科の基本的な臨床知識・技術を学ぶ。ただし、近年の医学部増員の影響で、基礎教育に入れない医師も少なくない。この過程ではコミュニケーションやＩＴスキルにも重きを置いた研修がある。②その後、病院専門医とＧＰの志望進路に分かれ、専門研修、すなわち実際の診療現場でのトレーニングに入る。病院専門医の場合、五年程度の研修を受ける。途中、研修三年めあたりで進みたい診療科の専門医試験を受けるが、これがかなりの狭き門（合格率二〇％程度）で、研修医のポストを得るだけでも激しい競争がある。ＧＰの場合、最低三年間のＧＰ研修を受ける。この専門研修の期間中、毎年、指導医のチェックを受け、一定レベルの評価を得られれば、いよいよ〝一人前〟の専門医または医師として正式にＧＭＣに登録される。その後も、病院のコンサルタント（上級専門医）やＧＰ診療所の経営を担う医師になるには一〇年以上の下積みが必要と言われ、実力を蓄えてポストの空きが出るのを待つこととなる。このように、①医師国家試験はないが、ステップアップしてキャリアを積んでいく過程で、個人単位での競争があり、能力のチェックが繰り返される点、②診療技術だけでなく、コミュニケーションやチーム作業の能力強化にも広く目配りされている点は、英国医師の教育システムの注目すべき点だ。また、全国の各診療科が認める専門医の数が、中央統制されている点も特徴だ。ＧＭＣが各学会（例えば、整形外科学会）

の研修医枠を管理しているため、学会は自由に専門医を増やすことができない。また、日本と違い、医師は、学会の正式な研修医カリキュラムを終了しなければ、専門医を標榜《ひょうぼう》することはできない。

自己規制の伝統

次に、英国医師には「自己規制の伝統」がある。日本でもそうだが、医療という複雑な世界で、高度な専門知識とプライドを持つ医師集団は、公的な規制をかけるにも限界があり、政治的な意味でも多大なエネルギーを要する。この点、英国では、医師に「自己規制」(self regulation) を促している。政府による監督でなく、プロ集団として〝自ら律する〟という思想だ。その内容は、資格の登録管理、研修、質向上、適性のチェックなど多岐にわたる。

その代表格は、政府から一定の独立性を持ったGMCだ。英国の医師には国家試験がない。医学部を卒業し、GMCに「登録」されることにより、医師として活動できるようになる。したがって、GMCは、医学部の教育内容にも関与し、医師としてふさわしい水準の医学教育の実現を図ろうとしている。ＧＭＣの使命は「患者を守る」こととされ、『あるべき医療（Good Medical Practice）』という冊子で医師の行動規範を明らかにしている。その中では、「患者を最優先する」「患者の尊厳を守る」「正直でオープンに行動し、高潔さを保つ」といった医師としての基本姿勢を示し、医学部教育で徹底的に教え込んでいる。

ＧＭＣは、自律的な活動を保障されている代わり、政府（保健省）や枢密院に対して、活動内容の妥当性について説明する責任を負う。医師の質向上についての権限と責任があるからこそ、自発的に改革案を示し、医師の信頼を保つための役割を担っている。

英国医療改革の中では、ＧＭＣの改革も進められた。それは、医師をめぐる二つの大スキャンダルへの反省に端を発したものだった。一つは前章でも触れた、ブリストル王立小児病院で、心臓手術を受けた小児が異常な確率で死亡した（五三人中二九人が死亡）事件だ。内部告発で明るみに出たこの事件は国民に衝撃を与え、二〇〇一年の事故報告書では、個人ではなくシステムに問題があり、①病院運営への市民参加、②危険な診療事例のフィードバック、③国レベルでの診療スタンダードの設定、④業績評価と結果公表が必要と提言された。医師の質と適性の審査の議論の導火線ともなった。

もう一つは、英国史上最悪の大量連続殺人事件と言われるハロルド・シップマン事件だ。マンチェスター近郊の小さな町のGPが、二三年間で二一五人以上の患者をモルヒネ類似の薬剤で死亡させたとされる事件だ。本人は無罪を主張しながら二〇〇四年に監獄で自殺し、事件の真相は謎《なぞ》だが、医師が「人間の命を操ることに快感を覚えていたのではないか」との指摘もあり、国民は戦慄《せんりつ》を覚え、医師の信頼は地に墜ちた。この事件を契機に、医師の信頼回復と継続的な適性のチェックを求める声が高まった。この二つの事件は不幸だったが、これを教訓に、システムの問題としてとらえ、目に見える形で対策を講じようとした点は評価できよう。

このような背景をもとに行なわれたGMC改革では、GMCの構成メンバーに医療専門職以外の者を参加させ、中立性を高め、その活動の透明性を高めるとともに二〇〇七年のホワイトペーパーでは、医師の質を向上させるためのチェックシステムについて提言が行なわれ、その改革をGMCが主導することとなった。

そして、現在、医師の「資格更新制」導入の動きが進んでいる。医師としての資格をとれば一生安泰、なのではなく、定期的に適性を証明させる仕組みの導入だ。具体的な仕組みは検討中だが、GMC登録の医師は、診療に必要な資格を取得した後も、五年ごとに資格更新を必要とする仕組みが構想されている。更新には、毎年の業績評価で一定以上の評価を得ることを求められ、その際には三六〇度評価（上司・同僚・部下からの評価）なども交えられる。知識のみならず、患者の評価なども考慮されるという思い切った仕組みだ。

ようやく制度の骨格が決まり、二〇〇九年からはGP、二〇一〇年からは病院専門医を対象とするパイロット事業が開始される。さらに、すでに、二〇〇一年から、コンサルタント、GP、中級専門医などを対象に、年ごとの業績評価も導入されており、診療の質、患者や同僚との関係に基づき、評価されることとなっている。

成果主義的な要素が医療の現場にも拡大中だ。もちろん、現場の医師からは反発もあるが、スキャンダルを一つの梃子としつつ、医師の社会的信頼という医療システムの根幹を守るため、積極的な施策が講じられている点は注目に値する。それをGMCのように中立性を持った自己規制団体に先導させている点も、実に巧みな政策手法と言えるだろう。

医師を「参加」させる動き

次に、医師が医療機関の経営や医療制度の運営にどのような役割を担っているか見ていこう。まず、病院の経営について。ＮＨＳでは慣習的に、経営をリードする「事務方」と医療を提供する医療従事者がはっきりと分かれている。「事務方」は、会計士など事業運営の専門家で構成されている。病院の最高経営責任者の九〇％以上が「事務方」の出身者だ。医療従事者のトップとしてはメディカル・ディレクター（医療担当取締役）という役割がある。医療の現場は、診療科ごとに診療部長がいるが、これまでは、大きな権限を持っておらず、人や意見のまとめ役、いわば「町内会長」的な位置付けになっていた。現場の医師の大半は病院組織で責任ある立場に就くことに魅力を感じていない。

英国の医療改革を進めていく上では、より多くの医療従事者がＰＣＴや病院の経営に参加することが求められている。先進的な病院では、各診療科の経営力を強化するために、科の経営に当たる医師に対して経営技術の研修を行なっている。また、多くのＳＨＡが、医療従事者の中から次世代の経営者を育てるプログラムを導入した。

医療制度の設計、運営に医療従事者はどのようにかかわっているのだろうか。ブレアは医療制度改革を企画する段階で、現場の医療従事者の意見を重視した。しかし、それは、英国医師連盟（日本の日本医師会に相当する。British Medical Association：以下ＢＭＡ）など、組織化された団体を通じてではなく、首相の側近が先見性ある現場の医療従事者へ意見聴取を行なう形で進められたと言われている。ＮＨＳ改革では、医療従事者の意見は、個人や特定の専門家のグループを通じて政策に反映されているパターンが多い。例えば、医療担当の政務次官ダルジ卿は、著名な現役の外科医だが、彼が二〇〇八年六月に打ち出した戦略である“High Quality Care for All”（全ての人々に質の高いケアを）には、彼自身の考えが大きく反映されている（一六七〜一七二ページ参照）。この戦略の立案に当たってはロンドンで活躍する医師の中から委員を募って審議委員会が作られ、この委員会が臨床的な立場からの意見を盛り込んでいった。

このような動きを通じて医療制度への医療従事者のかかわり方についていくつかのヒントが見えてくる。第一に、医療制度の改革に当たっては、医療従事者の意見は大切だが、国民の代弁者である政治のリーダーシップが欠かせない。医療従事者の視点ではなく、患者と納税者の視点を基点に置かなければならないということだ。第二に、大きな団体が必ずしも医療従事者の意見を代表しているとは限らない。現場の意見を正確に聴取するためには工夫が必要だ。第三に、実際に成果を上げるためには、医療従事者が主体的に病院やＰＣＴの経営に参加していくことが重要だ。

ところで、英国医師の団体に政治力はあるのか。ＢＭＡには英国の医師の約三分の二が加入していると言われ、政府が打ち出す改革案に対し、医師団体としての立場を代弁して意見を表明し、急進的な動きには反対することも多い。だが、特定の政党とのつながりや、選挙資金を通じて影響力を行使するという方法をとることはあまりなく、利害関係者として、政府との交渉を行なう。その中には、ＧＰの給与水準を定めるための政府との交渉などがある。メディアでは、ＢＭＡが政府の打ち出す政策に反発する模様が報じられることも多く、影響力も大きいが、その対立が比較的オープンに国民に見えやすい。もちろん、政府もＢＭＡとの合意を取り付けることにエネルギーを注ぐが、二〇〇七年のＧＰ診療所の開業時間の延長をめぐる動きで反目した際には、ＢＭＡの頭越しに、保健大臣が全てのＧＰに書簡を送り、直接支持を取り付け、それをＢＭＡが追認するというケースもあった。

医師拡充策の展開

英国医療改革の中では、必要な医師を確保するためのマンパワー充実策がとられた。慢性的な医療費抑制でスタッフや施設の不足が生じ、待機時間の問題が深刻化する中、政府は、その問題の根本原因を投資不足とマンパワー不足と認識した。そして、労働党政権では医療従事者の増員政策に舵《かじ》が切られた。具体的には、①医学部や看護師等の教育施設の定員増、②医師の卒後研修の期間短縮、③他国からの医師の受入れ、④看護師の権限拡大（簡単な診察や投薬など従来医師が担っていた業務を看護師へ権限委譲）を行なった。従来医学部等の入学生の数で見れば、一九九六年度の約三五〇〇人から二〇〇五年度の約六三〇〇人へ、約一〇年で八〇%増となった。

ただし、医学部生の増員に見合う卒後研修のポストが整備されず、卒業後も研修医になれない医学部卒業生が大量に発生し、競争が激しくなった。「質より量」という方針は、全体としての質低下を招いたとの批判もある。実際、現場で研修を担当している医師は、「研修医の数が二倍になって限られた症例を誰が担当するかということで競争になってし

医師数(フルタイム)(1994―2004年)　(人)

	1994年	1996年	1998年	2000年	2002年	2004年	1994–2004年増加率
コンサルタント(上級専門医)	16,500	18,600	20,400	22,200	24,800	28,100	70%
病院の登録医師(レジストラ(教育継続中))	10,600	10,700	11,600	12,200	13,000	16,100	52%
他の研修中の医師	15,500	17,300	18,500	19,000	20,900	24,500	58%
他の医療・歯科医療スタッフ	4,900	5,600	6,400	7,100	8,200	8,600	76%
GP(レジストラを含む)	27,500	27,500	27,800	28,200	28,700	30,800	12%
全ての医師	76,800	81,800	86,600	90,200	97,000	109,200	42%

英国保健省の資料に基づき作成

まった」「レクチャーをするにも教室が狭すぎて、ビデオで受講していた生徒も少なくない」と言っている。また、より早く医師を供給するため、卒後研修の期間を短くしたことは、医師の質の低下を招いているという現場関係者の声も少なくない。

海外からの医師の受入れは、フィリピン、南アフリカ、インドなど英語圏を中心に進められ、今や新たに就職する医師の約半数が海外で医学教育を受けた者とも言われる。しかし、医師増員政策で医師不足に一服感が出ている現在では、〝調整弁〟として活用してきた海外の医師移入に対する反発も大きくなり、二〇〇八年の秋からは、ＮＨＳで勤務できる海外の医師の範囲をＥＵ加盟国に限定する動きも出ている。

また、看護師の権限拡大は、医師の負担軽減には一定の効果があったが、病気の見落としや患者のケアの不十分さなどを指摘する声もある。いずれにせよ、これらの努力を通じて、一九九四年から二〇〇四年までの一〇年間に、医師全体では、四二％の増加が達成された。特に、エスニックマイノリティや、ワークライフバランス（生活と仕事の調和）を達成しやすいＧＰやパートタイムとして働く女性医師の増員が目立ち、今や女性医師の割合は総数の三分の一を超えている（なお、日本の女性医師の割合は先進国で最低レベル）。英国でも、医師の長期的な需給調整は容易でなく、待機時間などの問題が深刻化するまで有効な手が打たれなかった。しかし、その後、問題の根本原因をマンパワー不足と見定め、大胆な政策転換を行ない、海外からの医師の受入れも含めて、急ピッチで供給態勢を立て直したスピード感には見るべきものがある。

また、英国医療改革の中では、医療サービスの生産性を高め、モチベーションを高めるため、増員とともに、医師の報酬を引き上げたことも注目すべきだ。ＧＰを例にとれば、この一〇年で五〇％の報酬増があったとも指摘されている。この背景には、すでに述べた医療費予算増があるが、他方で、「大幅な予算増の大半は医師の人件費に消えただけ」「報酬が上昇したのに生産性は上がっていない」との批判も大きい。

医師偏在はあるか

日本で問題となっている「医師の偏在」は英国にあるのか。結論から言えば、偏在は若干はあるが、問題としてはかなり限られている。ＧＰも病院専門医も、空きポストがあればどこで勤務するかは基本的に自由だ。しかし、全国各地区に何人の専門医、ＧＰが配置されるかは、国の基準によって決められているため、ポストは全国に満遍なく作られている。現在は、医師がポストの数に比べて若干余剰のため、医師は、遠隔地であってもポストに空きがあれば行かざるをえないというのが現実だ。しかし、地方は人気がないかと言うと、必ずしも実態はそうではない。概して「地方よりも都市」を好む日本人と異なり、英国人は地方居住を理想のライフスタイルと考える者も多く、地方だからと言って人気がないという訳ではない。地方の大学で学んだ医学生はそのまま地方に残って勤務する傾向が強い。むしろ、同じ都市内でも、治安や居住環境の面で、エリアによって忌避されることがあったり、都市間でも経済状況の悪い都市は人気がなかったりする。

診療科目間の格差については、日本と同様の傾向がある。最近では、精神科、放射線科、小児科、産婦人科での不足傾向が生じてきている。ただし、麻酔科、小児科、産婦人科など、地域の中核病院の運営に欠かせない医師群に関しては、NHSが全国の医師の人事権を握り、全国各地のポストへ医師を異動しローテーションする仕組みになっている。よって、専門科レベルでの医師不足はまだ深刻な問題とは位置付けられておらず、目だった政策的対応は見られない。

このように英国の医師をめぐる状況を見てきたが、日本の状況も念頭に置いて、特に注目すべき点は三点ある。①生産性とモラルが下がった医療現場の問題の根本原因をマンパワー不足であるとはっきり見定めたこと、②それに対応するべく、財源増を含めた政策転換を図ったこと、③量的整備のみならず、長い期間をかけて研鑽を積むシステムを整備し、競争を通じて、医師の質の向上を図ったことだ。

（6）「プライマリケア」――「かかりつけ医」という安心

かかりつけ医〝GP〟の役割

これまで何度か述べたように、英国には〝かかりつけ医〟であるGP（General Practitioner）の仕組みがあり、重要な役割を担っている。英国医療改革では、このGPの役割と機能についての改革も進められた。

英国に住んでいる人は誰でも、自分の住んでいる地域で診療しているGPに登録することが義務付けられている。もし病気になった場合、まずGPに予約をして受診することとなる。「もしかしたら手術が必要かも」というような症状でも、直接病院に行かず、GPがまず診断をして、必要だと判断すれば病院に紹介する。

GPは、おおむね住民一五〇〇～二〇〇〇人に対して一人の割合で、全国にほぼ平均的に配置されている。すでに活動しているGPが辞めて空きが生じたり、人口増により政府がその地区のGPの定員枠を増やしたりしない限りは、勝手に開業することはできない。

このような仕組みのため、GPが都市部や特定の地域に偏在するという問題はそれほど起こっていない。GPは、一般的に三〜一〇人で集まってGP診療所（サージェリ）と呼ばれる診療所を運営している。診療所は、街の商店街や交通の便のよい郊外の道路沿いにあることが多い。一般的な診療時間は大体午前八時三〇分から昼休みを挟んで午後五時三〇分までとなっている。

診療を受けるためには、GPの診療所に電話をかけて予約をするが、通常は、その日か、その翌日には診てもらえる。GPは、患者の家族が（特に親が）どのような病気に罹《かか》っているか、これまで本人がどのような病気を経験してきたか、どのような社会環境で生活しているかなどに関する豊富な情報を持っていて、患者に対して的確な診療やアドバイスができる。GPの持っている患者データベースには、これらの情報が全てまとめて登録されている。通常、家族全員が同じGPに登録することが多いので、家族全体の医療履歴や体質、健康状態を一人のGPが把握しており、このことがより的確な診断と指導に役立っていると言われている。

GPでは簡単な血液検査なども可能だ。ただし、日本の開業医のようにレントゲンや内視鏡の設備を備えたところはほとんどない。したがって、患者がこれらの検査を必要とする場合は、地域の病院に紹介され、患者は病院で検査を受けてからまたGPに検査結果を聞きに行くということになる。最近は、患者側も忙しく、GPと病院を何回も訪問しなければならないことを不便と感じ、GPをとばして直接病院の救急外来へ行ってしまうケースが増えている。この問題に対しては、GPがより多くの症状をその場で治療できるよう、新しい診療所の形態が導入されつつある。そこでは、簡単な検査と手術の設備があり、一般的なGPに加え、簡単な手術を行なう医師や理学療法士などが常駐することとなっている。より多くの患者が病院に行かずにGPへの一回の来院で診断と治療を終わらせることが狙いだ。

GPは地域ごとに当番制で、どこかのGPが夜間一〇時頃まで営業している。夜の時間に問題が発生した患者は、NHSに電話をかけ、当番の診療所がどこかを調べて来院する。

また、GPは、病気を診断して治療するだけではなく、予防する役割も担っている。地元のPCT（プライマリケア・トラスト）の方針に基づいて、担当する患者の健康指導も行なう。例えば、たばこを吸う患者が風邪や呼吸器系の問題で来院した際には、禁煙を勧め、

ＰＣＴが運営する禁煙支援プログラムを紹介することになっている。

ＧＰ育成の仕組み

前節でも紹介したが、ＧＰになるためには、専門の教育研修プログラムを修めなければならない。

英国で医師になるためには、医学部を終えた後に二年間の一般研修と三〜六年の専門研修を受けることになっている。ＧＰの場合、まず二年間の一般研修を受けた上、さらに三年間のＧＰ研修を受けることが義務付けられている。この三年間の研修では、最初の二年間は保健省が認定する教育担当病院で小児科や高齢者医療などＧＰと関連の深い専門分野で経験を積む。そして、最後の一年は、研修指導官としての免許を持つＧＰのもとで実務訓練を受ける。

つまり、学校を卒業した後さらに五年間の経験を積んではじめてＧＰとして独り立ちするという仕組みだ。また、ＧＰのスキルの中で最近特に重視されはじめているのが、患者との対話スキルだ。ＰＣＴ単位で専門の継続研修を設けるところが増えている。

ゲートキーパーとしての役割

ＧＰは、不要な医療の抑制という面でも「ゲートキーパー」（門番）として大きな役割を果たしている。ＧＰを訪れる患者が訴える症状で最も多いのが風邪だが、ＧＰは、患者が軽い風邪で来院した場合「帰ってしばらく様子を見るように。もし、症状が後何日以上続くようだったらもう一度連絡しなさい」と患者に伝えることが多い。そして、それだけではなく、「次回同じ症状になった時は、すぐに医師に会いにこずに、水分と栄養を十分とって自宅で様子を見るように」と患者指導を行なう。また、医療的には問題がないのに、心理的な理由や退屈が理由で、頻繁に来院する患者も多いが、このような患者に対しては、簡単なカウンセリングを行なったり、心のケアを専門とする心理カウンセラーや地元の慈善団体へ紹介したりしている。この根底には、できるだけ不必要な診療を減らし、限られた医療資源を有効に使っていこうという考え方がある。投薬や病院への紹介基準は、地域のＰＣＴによって決められている。決められた条件を満たさなければ病院の専門医への紹介を受けられない。例えば、ぎっくり腰になったとしよう。手足がひどく痺《しび》れることがない限り病院での画像診断は認められない。「家に帰って安静にし、数週間様子を見るように」指示を受ける。薬を処方してもらえるケースも決められている。通常の風邪では薬はもらえない。「気休め」のための投薬は許されないのだ。

このように、GPは、患者にとって最適の医療を提供する責任を負っている。しかし、それと同時に、医療サービスの「ゲートキーパー」として、前述したように、限られた医療資源がより有効に使われるように、不必要な医療を減らしたり、患者指導をしっかりと行なったりして、患者の医療リテラシー（医療知識）を高めるという役割を担っている。

日本では、開業医は、多くの患者を診て、多くの検査をすればその分、報酬が増える仕組みになっているが、英国のGPの場合、同じ患者を何回診察しても収入に大きな違いがない。むしろ、PCTと事前に合意した目標（例えば、患者によるサービスの評価等）の達成度合いによってボーナスが与えられる仕組みになっている。この意味で、GPの果たす役割は大きい。

GPの報酬の仕組みを詳しく見てみよう。GPの待遇、報酬、勤務条件などは、全国一律で政府とBMAとの交渉によって基本的な内容が決まり、「契約」が締結される。原則としては、担当している住民の数がベースとなる。つまり、どれだけの回数、患者を診るかということではなく、そもそも担当している住民の数に応じて収入を得るという仕組みだ。よって、住民の健康管理を徹底し、病気（来院回数）を減らし、収入を変えずにＧＰの負担を減らすという動機付けが働いている。このベースに加えて、患者への健康指導、検診活動などを行なうことでボーナスが与えられる。しかし、このボーナスも「行なえば行なうほど収入が上がる」出来高制ではなく、はじめから額が決まっていて、決められたとおりの活動をして評価されてようやく全額がもらえる仕組みだ。このような仕組みのため、過剰な医療行為を行なうメリットはない。むしろ、紹介基準に満たない患者を病院に紹介すると「違反」とみなされ、評価で減点をされボーナスを満額得られない可能性がある。薬もＧＰごとに年間予算が決められているため、安易に投薬をすると予算をオーバーして、ＰＣＴから業務指導を受けることになる。ちなみに、一般的なＧＰがＮＨＳから得る報酬は、基本給とボーナスでおおむね一五〇〇万円ほどだ。これに加えて、時間外勤務、巡回サービスなど追加的な勤務による収入、そしてＮＨＳ以外のプライベートで、患者を診た場合の診療からの収入もある。ＧＰ診療所はパートナーと呼ばれるオーナーＧＰと雇われＧＰで成り立つが、オーナーＧＰの場合、先ほど述べた収入に加えてＧＰ診療所の利益が収入として入ってくる。

英国政府は、このＧＰのゲートキーパーとしての役割をさらに強化するため、ＰＢＣ（Practice-based Commissioning：ＧＰによる医療費の管理）の仕組みを導入しつつある。これは、ＧＰが担当している住民にかかる全ての医療費（ＧＰのコストだけではなく病院での治療のコストも含めて）に責任を持つ考え方だ。ＧＰは、住民の健康指導を行ない、病気を減らす。また、疾患やケガの場合でも費用対効果の高い治療を行なうため、病気ごとにどのような治療を行なうべきかを住民に代わって病院と相談して決め、病院と契約する。医療費が実際に少なくてすんだ場合は、その余剰金を利益として受け取り、さらなる健康改善へ向けて健康改善プログラムや検査設備への投資を行なうこともできる。反面、医療費が超過してしまった場合は、ＧＰが責任をとり、負担する（ただし、実際には、保険に加入していることが多いので保険会社から支払われることとなる）。医療費のリスクをＧＰがとるアイデアは、まだ実験中で賛否両論分かれているが、ＧＰに住民の医療の管理をする意識を持たせるのに役立っている。

ＧＰ制度の課題

ＮＨＳの六〇年の歴史を通じて、ＧＰ制度は英国全体にしっかりと定着している。反面、時代の変化に伴い、いくつかの問題も生じはじめている。例えば、前述したように患者がより早く、簡単に治療を受けることを求めるため、ＧＰではなく病院の救急外来に勝手に行ってしまう問題が生じている。最近のある調査結果によれば、英国の救急外来に来る患者の五割は、本来は救急ではない患者、つまり翌日まで待ってからＧＰにかかっても何ら問題のない患者だ。このような状況を踏まえて、ＰＣＴの中には、救急外来の入り口にＧＰを常駐させ、患者を選り分け、ＧＰへ返すという取組も行なっているところもある。

ここまで見てきたように、英国のＧＰ制度は、受け持ち患者の疾患履歴や生活環境、ライフスタイルなどを理解した上でより効果的な医療を行なっている面で大きなメリットがある。また、医療資源の有効活用や患者の健康増進の観点からも大きな役割を担っている。しかし、この制度を定着させるためには、患者がＧＰの役割を理解し、尊重することが不可欠だ。つまり、面倒であっても、病院に直接行かずにＧＰの診断をまず受ける。自分の期待と違っても（例えば薬を出してもらえないとしても）、GPの指示にはきちんと従うことが重要だ。このような患者理解を深めるためには、大規模かつ長期にわたる患者の啓発活動が必要となる。そして、GPとしての専門的な教育と質を保障する仕組みも重要となっている。

医療提供態勢の進化とGP「業界」の変貌《へんぼう》

GPが住民の医療費管理に積極的に乗り出していることはすでに述べたとおりだ。これに加えて、GPの周辺には多くの新規事業が生まれつつある。また、その新規事業機会を狙って民間企業によるGP事業への参入も相次いでいる。

英国政府は、「病院中心からコミュニティー中心の医療への移行」というコンセプトのもと、サービス・リデザイン（サービスの再設計）と呼ばれる大規模な医療提供体制の見直しを始めている。従来、病院で行なわれていた簡単な手術や検査、治療をGPなど身近な場所へ移していくという発想だ。また、この方針に伴い、各地で、日帰り手術センター、時間外外来ネットワーク、巡回診療・看護サービス、コミュニティーヘルスセンター（ポリクリニック、ウォークインセンターなどと呼ばれる）など様々な新しい形態の医療機関が設計されつつある。

これらの新規事業は、ＰＣＴによる公開入札で事業者が決められる。経営力のあるＧＰにとっては絶好の新規事業機会で、ＧＰ単体、あるいは地元病院とＧＰの共同企業体などの形で入札に参加する。

興味深いのは、この事業機会に対して非医療系の民間企業の新規参入が後を絶たないということだ。日本でも名の知れているヴァージングループなど消費財やコンサルティング業界など異業種からの参入が続いている。また、これらの事業者に対して事業保険を提供するファンドなど、側面支援する企業も増えつつある。このような動きの中で、従来のＧＰ活動のみを続けているＧＰと、新規事業に積極的に取り組む先進的なＧＰの間には、その経営力に大きな開きができつつある。

（7）「医療の可視化」――「質」と「効率」の二兎を追う

「質」と「効率」の両立を目指して

英国医療改革では、医療の「質」と「効率」を両立させる、つまり〝二兎を追う〟政策が積極的に講じられた。ここでは、「質」とは公平性、安全性、患者満足度、「効率」とは費用対効果の高さと考えておく。

この改革が進んだ背景には、医療費予算の大幅増によって、施設や報酬の増加など「量」の面で十分な医療資源を整備したからには、「質」と「効率」を高める努力を医療従事者に求めるという発想がある。また、当座は財政的な余裕があるとしても、近い将来、医療財政は逼迫《ひっぱく》する見込みが大きい。だからこそ、財政余力があるうちに、NHSサービスの体質改善を図っておくことが必要だった。〝財源投入の交換条件としての品質向上〟という考え方とも言える。この発想は、財務省が財源をつける際に各省庁と締結する公共サービス合意（Public Service Agreement: 以下PSA）にもよく表れている。PSAは、当

「質」と「効率」の両立

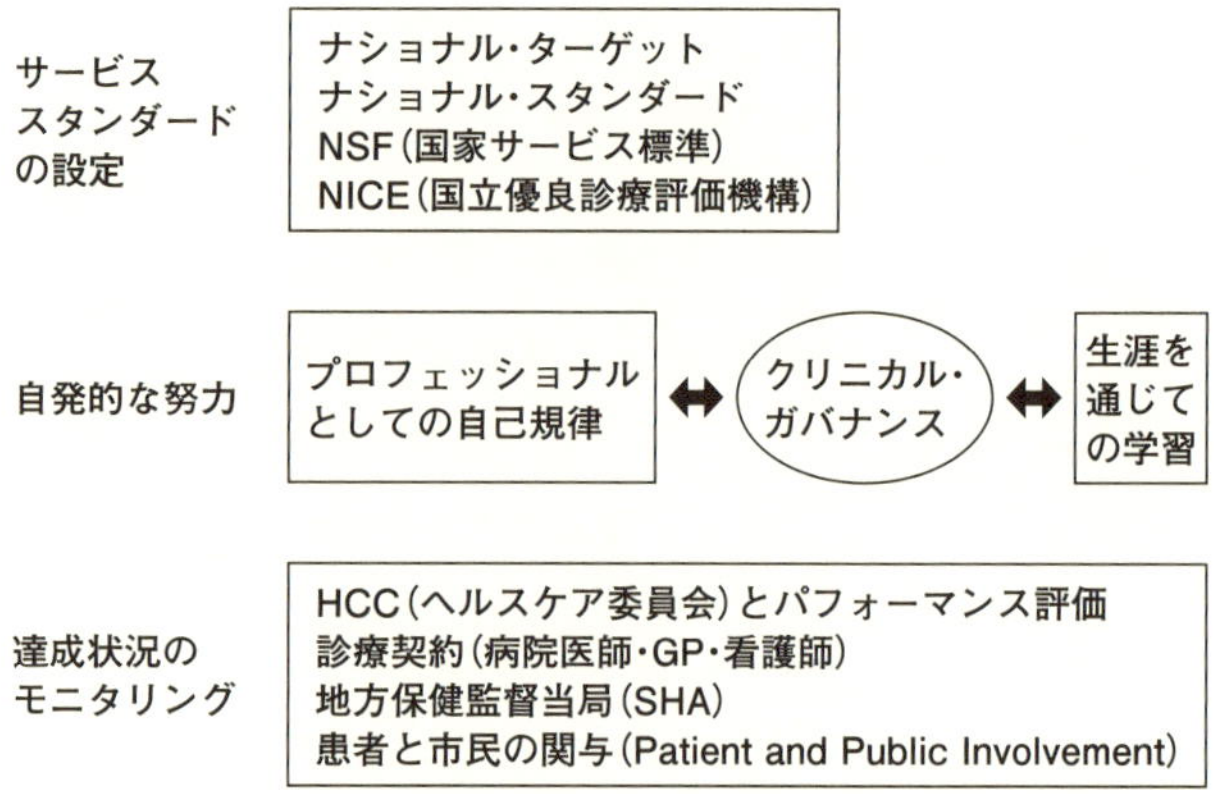

保健省“A first class service, quality in the new NHS”等に基づき作成

面三年間で達成すべき政策目標について財務省と各省庁が〝約束〟するもので、施策の効果（アウトカム）を含めた数値目標が示される。保健省の場合なら、「△年間で、がんによる死亡率を○％引き下げる」といった形だ。そして、達成状況は国会に対して報告される。

また、伝統的に医療分野を得意とする労働党政権としては、「量」を整備するだけでなく、「質」の面で分かりやすく国民にＮＨＳの改革の〝成果〟を見せるためにも、この取組が必要とされた。

この政策の全体像は上の図で示される。そこでは、断片的・個別的でなく、重層

公共セクターを活性化するためのアプローチ

統制・コントロールモデル
中央政府の介入（指揮監督）／現場スタッフのモラル・士気

↓

権限委譲・透明性モデル
全国的なスタンダード／パフォーマンスの評価と公表

↓

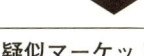

疑似マーケットモデル
利用者の選択による競争／自由度の高い運営

Sir Michael Barberの論考に基づき作成

的で戦略的な政策が講じられた。「規制」あるいは「市場メカニズム」のみを重視するのではなく、「導いて、任せて、結果を点検する」メカニズムが準備されたのである。NHSのサービスとして満たすべき水準を公的に設定し、それを自発的努力によって実現するよう促し、その結果をモニタリングするパッケージだ。

このような政策アプローチは、労働党政権下で進んだ公共サービス分野（医療・教育・治安等）の改革に共通するものだった。また、このアプローチは、

〝改革の進化の過程〟に位置付けて見ると興味深い。公共セクターの改革を進めるに当たり、「国家的規制が強い段階」から、「権限委譲と透明性を高める段階」、そして「疑似的な市場メカニズムに委ねる段階」へと移行させるという長期スパンの青写真が描かれた。この青写真の中で、現在の英国医療改革は中間的な段階にあると見ることができる。

なお、最終形として想定されているのは、市場メカニズムに委ねることだが、これは、あくまで「疑似的な」マーケットメカニズムに止まるということに注意してほしい。つまり、医療サービスを純然たる市場原理に移行させるのではなく、まず政府が、公的サービスとして必要な関与・統制を行ない、それに反しない範囲で市場メカニズムを働かせようとする発想に立つ。言わば〝箱庭型マーケット〟を医療の世界に作ろうという視点があり、ここにニューレイバーの思想の特徴が表れている。

サービススタンダードの設定

まず、公的に準備されたのは、NHSのサービスとして達成すべき水準の明確化だった。大別すると、次の四つの類型のサービススタンダードが準備された。それぞれ重複もあるが、定量的にサービスの〝品質目標〟を明示し、全てのNHS機関と医療現場に共通の目標とプライオリティ付けを促した意味はきわめて大きかった。

①ナショナル・ターゲット（全国達成目標）

NHSが全国レベルで達成すべきマクロ目標を設定（二〇〇三年以降）。

（例）『二〇〇五年一二月までに診断から治療までの待機時間を最大一カ月短縮』

『（長期療養患者の）個人ごとにケアプランを作成して健康指標の改善を図るとともに、療養環境の整備により、二〇〇八年までに急性期ベッドを五％削減』

②ナショナル・スタンダード（全国標準）

個々の医療現場で実現すべきサービス水準の目標を設定（二〇〇四年以降）。サービスの「質」「内容」に着目し、安全、効率性、ガバナンス（組織統治）、患者本位、アクセス、ケア環境、衛生といったカテゴリーごとに設定。

（例）『再利用される医療機器の適切な消毒を実施する』

『患者の安全に関連する全ての活動に関し、院内に継続的・体系的な点検（レビュー）を行なう組織を設置する』

③国家サービス標準（National Service Framework:NSF）

主な疾病・ケアの分野ごと（精神医療、がん、心臓病、高齢者介護等）に、サービスの手順（プロトコル）と水準を設定（一九九七年以降）。プライマリケア、専門病院、地域病院の役割分担も示す。全国二四地域ごとの実施状況はヘルスケア委員会によって報告される。

④国立優良診療評価機構（National Institute for Health and Clinical Excellence: NICE）によるガイドライン

NICE（政府から独立した中立的・専門的機関）が策定する医療技術（新薬、治療法、健康増進）、診療（施術、ケア）、侵襲行為（医学的な必要のため、身体を傷つけること）についてのガイドライン。「有効性」と「経済性（費用対効果）」に関する検討によって設定。ガイドラインに止まるが、実質上、NHSサービスの治療や薬剤使用を規定する役割を果たし、遵守率は七〜八割に上る。遵守しない場合には医師等に理由説明が求められる。ただし、ガイドライン策定の検討は、科学的根拠（エビデンス）に基づき専門家が行なうことになっているが、その評価方法やプロセスの不透明さを批判する声も大きく、一部の薬剤使用が認められなかった患者や製薬メーカーが司法紛争に持ち込むケースもある。

（例）『薬剤△△は、乳がんの末期段階の患者に対してのみ使用することができる』

これらのサービススタンダードは、見方によっては、複雑で画一化しづらい医療の世界に公的機関が〝手を突っ込む〟試みと見られ、現場の強い反発を受けかねない。この点、英国では、ＮＩＣＥの例のように、極力政府から距離を置いた中立的・専門的な機関や検討組織で、科学的根拠に基づいて検討を行ない、また、一般患者の声も聴いて、「国家のお仕着せ」という色彩を薄めることに腐心した。このような手法は、今後の中央省庁の役割のあり方という視点からも示唆に富んだ動きだ。

自発的な努力

設定されたサービススタンダードを実践するには、医療現場で、医師はじめ医療従事者が自発的に品質改善の努力を行なうことが肝要だ。英国医療改革の過程では、診療現場に「クリニカル・ガバナンス」というコンセプトが導入され、浸透した。

「クリニカル・ガバナンス」とは、企業経営の世界での「コーポレート・ガバナンス」を医療に応用したものと考えると分かりやすい。定義付けすれば、「現場に権限と責任を与え、継続的に診療の質を向上させるメカニズムを組織に組み込む」ことだ。具体的なイメージとしては、医療現場に近いところで、医療の「質」を自己点検するメカニズム（組織）を設置し、定期的にサービス内容を点検し、問題点を見つけ、改善を促すサイクルを根付かせることだ。代表例は、臨床監査（clinical audit）という臨床におけるケアの継続的・系統的な自己評価の仕組みだ。院内各部門の医師達で構成される「監査チーム」は、各種のサービススタンダードやガイドライン、蓄積された科学的根拠（例えば、特定の手術の死亡率や合併症発生率等）に照らし、具体的な診断、治療方法、手技などを評価する。例えば、脳卒中患者のクリティカル・パス（疾患ごとに入院から退院までの経過や検査の予定などをスケジュール表のようにまとめたもの）を導入することによって、どれだけ在院日数の短縮や在宅復帰率の向上が図られたかなどを評価する。そして問題点が発見されればその改善を促し、定着させる。このほか、分野としては、リスク・マネジメント（臨床面でのリスクをマネージメントし、減少させるための体制〔例えば報告システム〕を整える等）、科学的根拠に基づく診療行為の奨励、スタッフの能力開発と配置方針の明示などといった形でガバナンスが具体的に実践される。

このようなクリニカル・ガバナンスの実施状況は、ヘルスケア委員会の評価対象として毎年チェックされ、その結果は地域の保健当局（ＳＨＡ）にフィードバックされ、改善が促されることとなっている。

クリニカル・ガバナンスは、診療現場に権限と統治責任が明示的に委ねられることにより、①医療の「質」向上のための具体的ツールが整備され、プロセスとして定着したこと、②医療機関の経営者（非医師）と診療現場の医療従事者（医師）が陥りやすい対立構造の中でもガバナンスが失われない仕組みが準備されたこと、という点で意義深い取組だった。何より、このようなコンセプトを国家的な医療政策の中で明確に位置付け、その実践を求めた意味は大きく、急速かつ確実に浸透していった。

達成状況のモニタリング

サービススタンダードを示し、医療機関やスタッフの努力を促す仕組みを整えれば、残る問題はいかに実績を評価するかだ。英国では、医療機関のサービスの質をモニターし、評価するという重要な役割を政府が担うのではなく、中立的・専門的機関に委ねた。これが、これまでも幾度か紹介してきたヘルスケア委員会（Healthcare Commission）だ。この委員会は、保健省から独立の地位を与えられ、直接国会への説明責任を持っている。

委員会は、ロンドンのほか四カ所の地方支部を持ち、運営は、一四名の専門家（著名な医師、学者、シンクタンク等）による理事会、一〇〇名の監査担当者、六〇〇名のサポートスタッフによって行なわれる。医療機関の〝お目付役〟として、相応のマンパワーを持って、医療機関のサービスに目を光らせる存在だ。

委員会の使命は、「監査と評価（Inspecting）」「情報提供（Informing）」「改善アドバイス（Improving）」に大別される。中核は「監査と評価」で、医療機関のパフォーマンス、サービスを患者とスタッフがどう受け止めているか、などに関する調査を行なう。具体的には、サービススタンダードの到達状況をベースとした格付けで、財政面やアクセス面など四分野一二項目の指標に基づき、評価される。その結果は二〇〇四年度までは、優秀な順に、三つ星から星なしまでの星の数で評価付けが行なわれていたが、現在では、項目ごとに「優れている」「普通」「劣る」といった評価が付けられる。

この結果は、ウェブサイトで公開され、国民は簡単に近くの病院の評価を知ることができる。現時点では、評価結果が直接の予算削減などには結び付かないものの、評価の低い病院は地方保健監督局（ＳＨＡ）から業務改善指導を受ける。この情報を公開されることは、病院の経営陣やスタッフには大きな脅威となり、プレッシャーを与えている。

医療の「可視化」

本節で見てきた英国医療改革の動きの基本的な発想は、医療の「可視化」だ。医療に関する情報を上手に収集し、活用する。そして、それを改革のツールとする。国民に見える形で医療改革の意図を明らかにし、その成果と進捗も国民に見える形で示す。その過程で常に鍵《かぎ》となるのは「情報」だ。スタンダードの設定、ガイドラインの策定、達成状況のモニタリングと評価、あらゆる局面でオープンに情報を公開し、医療機関に緊張感を与え、国民のフィードバックを得て、さらなる改革につなげていくサイクルが見られる。この点は、情報への感度が高く、その活用が巧みな、〝情報公開の国〟英国の文化的背景によるところも大きい。

ここで、医療の「可視化」が進んだ要因について、以下の三点を挙げておきたい。

①目的と効用の明確化…「誰が何をするために必要な情報なのか？」という点が明確になっている。特に、その情報を用いて、パフォーマンスの向上を図るべき当事者と、それを求める権限を持つ機関との関係が明確になっている（例えば、医療機関とヘルスケア委員会等）。

②八割のでき…サービススタンダードなどの指標に関しては、最初から関係者の全てが納得するものを策定することは困難だ。このため、達成したい目的と照らしあわせて「八割のでき」でよいという現実的アプローチをとっている。また、最初から完璧《かんぺき》主義でいかず、データの精度に関しても多少の粗さを許容する。また、一〇〇％の達成を求めるのではなく、その運用には「あそび」の余地を残し、指標の変更、例外を容認する余地を残している。

③段階的な導入…「情報」を梃子とした新たな指標や評価手法の導入に当たっては、現実的な対応として、段階的な導入を図っている。一気に施行するのではなく、例えば運営状況の良好な〝勝ち組〟医療機関を中心に、任意の方式で導入し、段階的に広げていく工夫がなされている。

(8)「医療の効率化」——限りある資源の有効活用

すでに紹介したように、一九九〇年代後半には、英国の医療システムは、医療予算を抑制する一方で、高齢者の増加による医療需要の拡大、医療技術の進歩による高コスト化などのコスト増に対し、システム全体の効率化が後手に回り、財政難の状況にあった。この課題に直接手をつけるべく、ブレア政権ではまず医療費を大幅に増額したことはすでに見たとおりだ。さらに、ブレア政権は、医療の徹底した効率化を図った。ここでは、NHS改革の中で、①医療機関の役割の最適化、②医薬品のコストの抑制、③治療のコスト効率の改善という観点から進められた医療の「費用対効果」(効率化)を向上させる取組を紹介する。

その前に、NHSが進める「費用対効果」の取組を仮想的な患者を例にとってイメージしていただきたい。

Aさんは、七〇歳で一人暮らし。中度の高血圧と糖尿病を患っている。地元のGPに定期的に通い、薬をもらっている。高血圧には、ジェネリック品（特許の切れた薬。特許品に比べて廉価）。糖尿病にはインシュリン注射だ。注射が嫌いなので、雑誌で読んだ吸入型（肺に吸い込む方法）のインシュリンが使いたいとGPに相談したが、NHSでは原則として処方できないこととなっており、自分で買わない限りは処方できないと言われ、従来型のインシュリン注射を毎日行なっている。腰痛もあるが、GPに相談したところ病院に行ったり、薬を飲んだりするほどではないと言われ、理学療法士の手当てを月に一回受けている。痛みのある時は、薬局で買った痛み止めを飲むこともある。三カ月ほど前、明け方にひどい腹痛に襲われ、不安になり、病院の救急外来へ行った。病院に着くとすぐに看護師から症状について質問を受けた。看護師は、Aさんの状況から専門医や救急医による診察は必要ないと判断した。数十分後Aさんは、病院に詰めていた当直のGPの診察を受けることとなった。簡単な診察の後、「心配するほどではない」と言われ、数時間ほど観察ベッドで過ごした後に家に戻ってきた。帰り際に、看護師からNHS電話サービス（NHSダイレクト）の番号を渡され、今後同じような症状があったり不安になったりしたときは、病院に来る前に、その番号に電話をかけ、相談するようにと言われた。

医療機関の役割の最適化

英国では、患者をより「低コストの環境」で治療することを目指している。では、「低コストの環境」とは一体どのような環境なのか。一般的に言って、同じ治療を行なう場合、一番高いコストがかかるのは大学病院など高度な医療を提供する病院だ。これは、設備や医師にお金がかかっているからで、より一般的な病院だとコストは安くなる。そしてさらにGP、看護師・介護士、セルフケア（患者自身による対応）の順番でコストが下がっていく。患者ができるだけコストのかからない方法で治療を受けるには、病院を受診する代わりに、看護師・介護士に手当てを受け、またはセルフケアで対応するということが重視される。

このような動きは、保健省政務次官で、著名な外科医でもあるダルジ卿（Lord Darzi）が二〇〇七年に発表した白書『ヘルスケアフォーロンドン――ロンドンにおける医療の未来像（Healthcare for London）』に明確にまとめられている。

『ヘルスケアフォーロンドン』が謳っているのは、「地域医療」と「予防」をキーワードに地域で活動する看護師・介護士とGPの役割をさらに拡げて、できる限り多くの医療行為を病院の外で実施するという考え方だ。具体的には、従来病院で行なわれていた診断、検査の機能の多くをGP診療所に移すとともに、専門的な医療行為に関しても、病院ではなく、専門技術を持ったGPが自分達の診療所で行なうことを目指している。例えば、簡単な外科手術は、診療所で行なうことになる。そして、病院はより高度な技術を必要とする医療サービスに特化する。さらに、医療の質をさらに改善する目的で病院の集約化を図る。これらは、日本で進められている病院と診療所の役割分担に通じる施策の方向性だ。

このような流れの中で、ロンドン以外の地域のPCTも、病院で行なわれる医療行為をGP、そして地域の看護師チームへと移していこうとしている。すでに紹介したように一部の病院の救急外来にはGPの当直が配置され、病院の専門医による診察を必要としない患者の対応に当たっている。また、社会的入院（病気やケガが治っても、介護者がいないことや、また帰る家そのものがない等の「社会的な事情」で惰性的に入院している状態のこと）を最小限にするため、訪問看護師チームと療養施設を充実させ、病院から退院してくる患者の受け皿を作っている。そして、病院に「退院コーディネーター」を配置し、入院患者が退院した後、その患者の住む地域で十分なケアが受けられるように、在宅看護チームや自治体の福祉部局と調整を図るという仕事を担当させている。

医薬品コストの抑制

英国では、医薬品のコストの削減にも様々な手が打たれている。まず、NHSの医師が処方できる薬剤の範囲に枠が設定され、絞り込まれている。つまり、ある症状に対して医師は、政府が認めたコストパフォーマンス（費用対効果）の高い薬しか現実には出せないという仕組みだ。

医療機関で医師が行なえる医療行為は、国立優良診療評価機構（National Institute of Clinical Excellence: 以下NICE）という専門的・中立的機関のガイドラインによって決められている。これは新薬の承認過程とも関係がなく、あくまでガイドラインに過ぎず、強制力はないことになっているが、NICEの「推奨」は、実際に薬剤や医療行為に強い影響力を及ぼしている。NICEは、使用可能な薬剤と医療行為の範囲について、「有効性」はもちろん、「経済性」（費用対効果）の観点から評価し、実質的にNHSのもとで英国民が受けられる医療サービスの範囲を画定する役割を担う。ＮＩＣＥは、ＮＨＳからは独立した法人として、政府の干渉を受けることなく方針を決めることができ、そこに政治的介入の余地はない。たとえば、胃潰瘍《かいよう》には、日本では様々な種類の薬剤が用いられるが、英国では、原則としてプロトンポンプ阻害剤のジェネリック品を使わなければならないとされている。このガイドラインを決めるに当たってＮＩＣＥはその医療行為の「有効性」だけではなく、「経済性」に大きなポイントを置いて審査する。

個々の医療行為に関しても、ガイドラインが定められている。実際に基準が決められている医療行為はまだ一〇〇に満たないが、特に罹患者の多い疾患や医療費に占めるウェイトの大きい医療行為を優先的に検討がなされており、金額ベースではすでに総医療費の数割の範囲をカバーしているのではないかと考えられる。

その一般的なプロセスはこうである。新薬が市場に出た後、最初の一年程度は製薬メーカーが独自に価格を決め、医師に対してその対象患者、症状について説明をする。しかし、一年程度経ち、その薬に対する現場の医師の評価が定まってくると、ＮＩＣＥは臨床現場の意見、海外における当該医薬品の承認、使用状況、費用対効果等を考慮しながら、具体的にどのような患者を対象として、どのような状況で当該薬剤を使用すべきかについて検討し、ガイドラインを策定する。

ここで特筆すべきは、「経済性」（費用対効果）のウエイトの高さだ。限られた医療資源をより有効に活用する“Value for Money”（かかったお金に見合う価値）というキーワードのもと、「一人の患者の健康を一年間継続するためにはいくらのコストがかかるのか」を示すクオリ（Quality adjusted life year）という指標を用い、医薬品の価値を厳しく評価する。このクオリは、国際的な指標で、ある薬や治療が患者の健康と生活をどのように改善するかを詳細な項目で評点する。例えば、余命が一年延びるとしても、その一年の生活の質が低い場合（基本的には寝たきりである、強い痛みがあるなど）は、余命への貢献は、実際の一年より少ない年数とみなされる。逆に、健康な生活を一年間送ることができる場合、余命への貢献は「一年」とみなされる。この「健康な一年を過ごすのにいくらの医療費が必要か」ということを計る尺度がクオリだ。平たく言えば、「大して健康と生活を改善しないのに高価な薬剤は排除されうる」発想だ。ただし、この指標自体の厳密性や妥当性には議論があり、製薬業界は強く反発している。

一般的に、クオリ三万ポンド（約四五〇万円）がNHSで医療サービスを提供する場合の限界とされ、一部の高価な抗がん剤などがNHSサービスの範囲外となることが多い。三万ポンドを超える治療を受けたい場合は、自費もしくは個人の医療保険を使って民間病院で治療を受けることが必要となる。無論、このような金額を支払える人の数は限られているため、「患者の命に値段をつけている」「一般市民の切捨て」などという批判も強い。一部の地域では、ガイドラインから外された抗がん剤治療をめぐって、法廷闘争が起こった。しかし、「限られた医療資源で多くの市民を助けるためには、このような仕組みも必要だ」という意見も一般市民の中には広がっている。ただし、二〇〇八年一一月には、NICEは抗がん剤など生命延長に有効な医薬品について、クオリの上限値を緩和すると発表した。制度発足以降、試行錯誤を経ながら、マイナーチェンジも模索されている。

仮にコストパフォーマンスの悪くない薬であっても、すでに市場に出ている薬に比べて明らかに優れた効果を証明できない限り、NICEのガイドラインに盛り込まれない。その場合、すでに市場にある他の製品と同じ括りに入れられ、「そのカテゴリーの中で最も安い薬を活用するように」というガイドラインが下される。すでに市場に出ている薬の中にはジェネリック品が出ている物も多く、「カテゴリーの中の最も安い薬」と競争しても利益がとれない場合が多い。ＮＩＣＥのガイドラインには実質的な拘束力があるため、基本的には医療の現場に浸透していく。

医薬品コストの削減に関しては、ＰＣＴも大きな役割を担っている。ＰＣＴは、「地域の医療資源を地域住民の健康を維持するために有効活用する」という役割を持っている。医薬品についても、地域の住民にとってどのような薬が使われるべきか、より経済性の高い（Value For Money）治療方法は何かを常に検討している。ＰＣＴには、薬剤審査委員会と呼ばれる委員会がある。この委員会は、地域のかかりつけ医、基幹病院の幹部と医師、ＰＣＴの幹部と薬剤師などで構成され、その地域でどのような薬が使われるべきか、というガイドラインを作成するのが主な役割だ。ＮＩＣＥがガイドラインを出している場合はその内容に従うが、ガイドラインがまだ出ていない場合、国内外の保険者の動向、臨床医による医薬品の評価などをもとに地域独自のガイドラインを決めることもできる。決定された地域のガイドラインは「フォーミュラリー（推奨医薬品）」という言葉で表現される。

そして、ＰＣＴは、地域の医師にフォーミュラリーの遵守を求める。フォーミュラリーの定着率は二〇〇七年で七〇〜八〇％程度と推定されるが、今後八〇％を超えると言われている。

治療のコスト効率の改善

医薬品同様、医療行為についても治療の経済性の観点からの厳しい管理が行なわれている。前述のとおり、ＮＩＣＥの審査の結果クオリ三万ポンド（四五〇万円）以上のコストのかかる治療に関しては、原則として認めないという方針が貫かれている。また、保健省は、全国のＰＣＴに対して治療指針書（Map of Medicine）という標準治療プロトコールを作成し、各ＰＣＴへの参考資料として配布している。この治療指針書には、各疾患に関して、どのような症状の患者に対してどのような治療を行なうべきかという標準的なガイドラインが示されている。

ＰＣＴは、前述のとおり、地域住民の健康と利益という観点から治療ガイドラインを作成し、医療機関にガイドラインの遵守を求めており、実際、現場の医師は、かなりの程度ガイドラインの内容を受入れている。ＮＩＣＥ、王立学会（ロイヤルソサエティ）など、科学的な根拠（エビデンス）に基づき、中立的な立場でガイドラインを設定する機関があることや、ＧＰ、病院勤務医ともＮＨＳの構成員であり、ＮＨＳのサービスの向上につながるならば協力するという基本姿勢があることが、このような医療の標準化を受け入れる素地となっている。

英国の取組が進んだ要因

ここまで、英国で行なわれている医療の「費用対効果」の向上（効率化）に向けた取組を見てきた。これらの取組にはいくつかの共通点がある。

まず、第一に情報が充実しているということだ。医療成果、コスト効果、病院の経営など様々な面で、粗いながらも「骨太」の指標を設定した上で、情報を集め、開示している。これがガイドライン策定や施策遂行の根拠として活用されている。

第二に、中立的で権威を持った専門機関が、科学的な情報と方法論に基づいて基準を設定し、それを現場が遵守する形が定着している点だ。ただし、基準には適度の「あそび」が許されており、一〇〇％の遵守を求めず、現場の裁量の余地を残していることも、医師がガイドラインを受け入れやすい一因となっている。例えば、クオリの上限の目安は三万ポンドだが必ずしもそのとおりの裁定が下されるということではなく、例外も認められている。また、診療ガイドラインに関しても、仮にガイドラインに反する治療でも、治療前に説明をし、承認を受ければ許される。

第三に、GP、病院の専門医、看護師とも全て、NHSの構成員であり、「限られた資源を国民の健康の最大化に使う」という理念が共有されている点がある。また、今後の医療のあるべき姿——例えば、地域レベルでの医療（GP、看護師へのサービス移行、予防の重視など）——の重要性が広く共有されている点も見逃せない要素だ。

コスト管理と技術革新の対立

このような国家主導の医療コストの削減に対しては、短絡的な手法であり、長期的には医療機関や医薬品メーカーの研究意欲の低下につながり結果的に国民の利益にならないという批判も強い。先進国の政府としては、限られた医療資源でより多くの患者を治療するという要請に応えるだけでなく、医療技術や医薬品における技術革新も実現していかなければならない。

これまで英国政府は、英国内での研究開発投資を積極的に行なう医薬品メーカーに対しては、実質的に高い薬価を容認し、英国内での利益を伸ばすことを容認する姿勢をとってきた。しかし、ここで説明したように、NICEの登場によって、現在は「コスト」と「技術革新」のバランスは、「コスト」側に重心が大きく振れている状況だ。コストと技術革新のバランスを担保するために英国政府の政策はどのように進化していくのか。この点で、高度な医学的研究を行なう医療機関を再編し、医療技術の研究に充てる国家予算をより効果的に活用するという動きが進みつつあることも指摘しておきたい。また、医薬品メーカーの研究振興に向けた新たな政策も検討されつつあると言われている。今後の英国政府の動向が注目される。

第４章　英国医療改革は何を成し遂げたか

――残された課題とＮＨＳの未来

（1）英国医療改革の成果と課題

大規模な改革を実施できた理由

ここまで、ＮＨＳ改革を鳥瞰してきたが、歴代の政権はいかにして、このような大規模の医療改革を断行できたのだろうか。その要因は以下のようなものとなろう。

まず第一に、ある程度の意見の差異はあるものの党派の違いを超え、一貫した改革が指向されたということが挙げられる。保守党は競争と市場原理の導入を軸に改革に着手し、九七年に政権を奪取した労働党は、伝統的な労働党の発想に、保守党が掲げた「市場原理」をミックスしたコンセプトを採用した。これらは程度やニュアンスの違いはあるが、基本的な発想は類似しているため、現場では一貫して改革が進んだと言えよう。

第二に、九七年からの労働党政権は政策決定において、国民の声と予算の力をフルに活用した。主権者である国民の声という力を味方につけることができれば、仮に医師などの利害関係者が大きく抵抗しても、改革に正統性を与えられることとなり、医師などとの折衡において力を持つことができる。そして、予算を増やすことができれば、その予算を使って交渉が有利に進められる。今回の改革に対して医師の抵抗が強くなかったのは、改革がＮＨＳの抱えていた課題に対して正面から対策を打っていたこと、つまり成果に期待ができる内容だったことに加え、財源増によって医師達の待遇が大きく改善したからだと言われている。

英国医療改革には毀誉褒貶あり

改革というものは、いつの世も評価が分かれるものだ。劇的な改革であればあるほど評価に幅が出る。労働党政権下で進められた英国医療改革も、毀誉褒貶が激しく、むしろ、消極的な評価さえ多い。しかし、間違いないのは、それがＮＨＳ六〇年の歴史に残る、きわめて意欲的な改革だということだ。改革が志した内容のスケールは大きく、包括的であり、投入された時間は一〇年以上になる。その意味で〝壮大な実験〟と言ってもよい。九〇年代後半には〝ＮＨＳ崩壊〟の危機が訪れていたことを考えれば、その状況を脱し、曲がりなりにも巨大システムの再建を果たしただけでも歴史的意義があったという見方ができる。私達は、この一〇年余りの間に展開された英国医療改革について、「方向性としては妥当なものが多く」「実行に移した具体的施策にも見るべきものが多い」と考える。

それでも冷静に見ると、この一〇年の改革は、二〇〇九年時点では、「構想は九〇点、計画は七〇点、実行は五〇点」の改革だったという見方が的を得ているだろう。改革にはよくあることだが、当初掲げた意欲的な内容が、実行にいたる過程で形を変え、障碍《しようがい》に遭い、期待どおりの内容とスピードが達成されないことが多い。ブレア登場への期待が大きかっただけに、その成果への英国民の一種の期待外れの感覚もまた大きい。また、改革が大胆かつ果敢だったため、医療現場や関係者の中に〝改革疲れ〟とも言えるアレルギーが生まれたことも事実だ。その意味では、効き目の強い薬であったがゆえに、副作用もまた大きい改革だったとも言える。

英国医療改革とは何だったのか、その光と影を総括してみたい。

改革の「光」の部分

まず、英国医療改革の「光」（成果）とは何か。医療のような巨大で複雑なシステムの改革は、成果が表れるのに時間がかかり、定量的に評価することも難しい。それでも、①深刻だった待機時間は確実に減少したこと（二〇〇〇年で一〇五万人いた入院待機患者は二〇〇八年には半分の五四万人程度へ）、②心臓病やがんの治療成績が向上したこと（がんの死亡率は人口一〇万人当たり二〇〇〇年には一二九人だったが二〇〇六年には一一六人（一〇％減）、心臓疾患の死亡率は人口一〇万人当たり二〇〇〇年の一〇八人から二〇〇六年は九〇人（二〇％減）となった）、③疾患の予防が進んだ（成人喫煙率は二〇〇〇年二八％から二〇〇六年は二二％に低下した）といった面に英国医療改革の「光」の部分が表れている。

このほか、数字に表れにくいが、医師はじめ現場の医療従事者の間に「生産性」や「質」を高める意識が浸透したこと、医療機関の管理者に「経営」の観念が植え付けられたこと、住民や患者に医療への「参加」といった意識がもたらされたこと、といった意識面での変化を指摘することもできよう。

では、「光」をもたらした要因とは何か。改めて整理してみれば、以下の五点が挙げられる。

まず、①「戦略と決断」。政治的なイニシアチブによって、ＮＨＳが直面していた問題

待機患者数の推移 (千人)

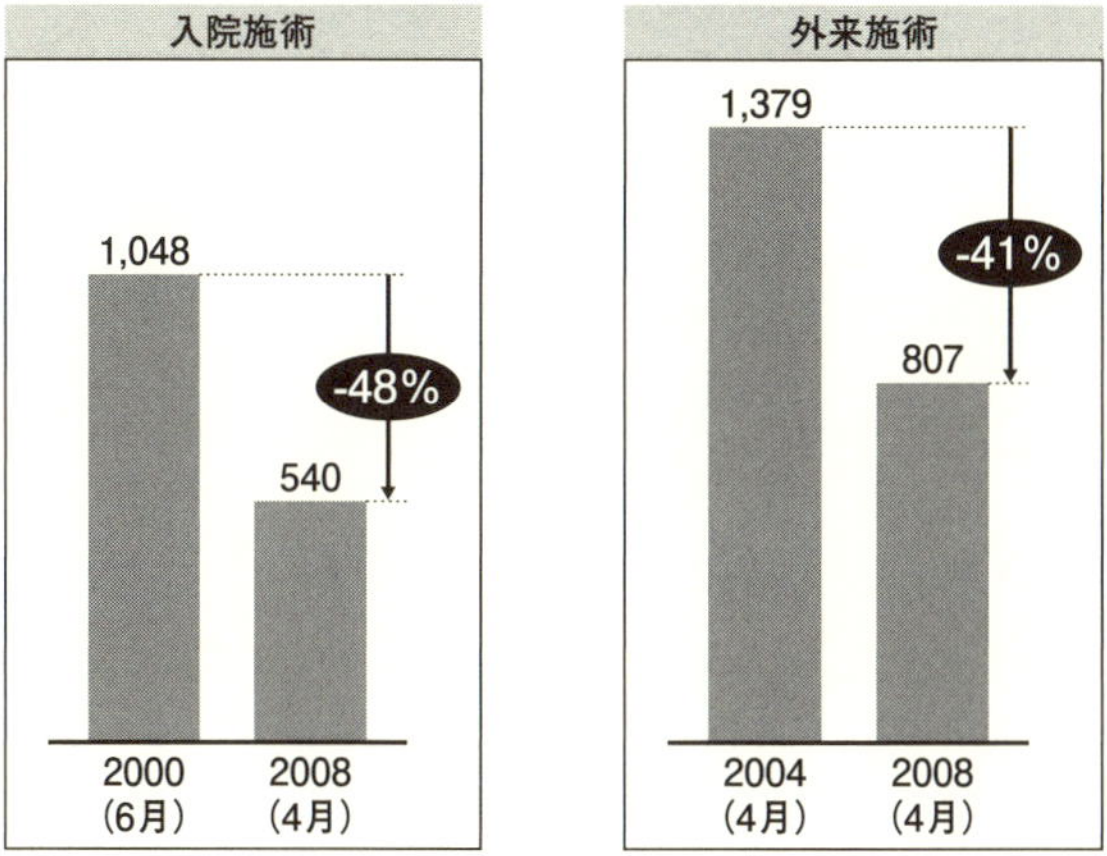

英国保健省の資料に基づき作成

医療成績の推移―イングランド (人口10万人当たり)

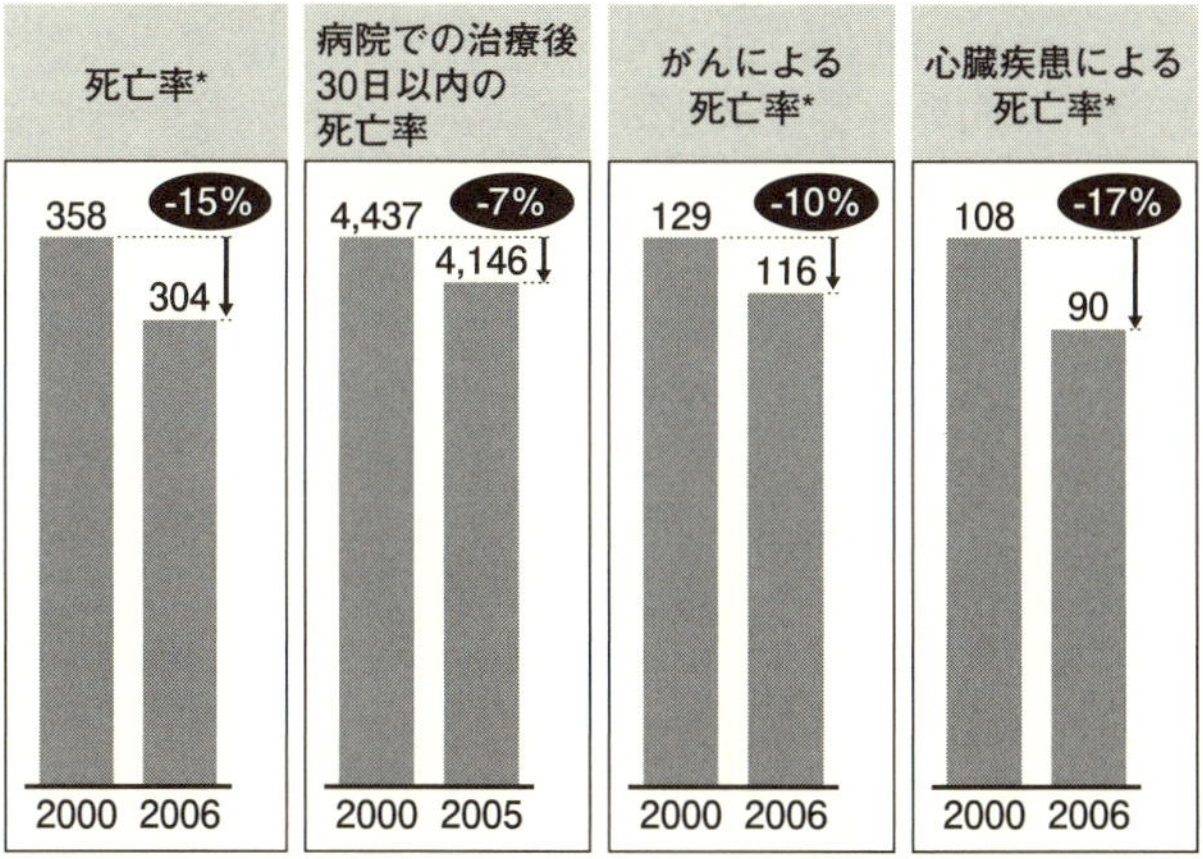

英国保健省の資料に基づき作成　(*75歳以下のみのデータ)

点を直視し、課題から目をそらさず、改革の処方箋《せん》を戦略的に考えたことだ。その上で、根本要因の一つは医療資源の不足にあると見据え、大幅なNHS予算増を決断したことは改革を進める原動力となった。次に、②「投資と統制」。単に医療費を増やし、施設を増加させ、医師の報酬を上げるだけでなく、医療のあり方に対しても積極的に介入しようと試みた。つまり、〝アメとムチ〟だ。国家的なターゲットを設定し、その達成を医療機関とスタッフに求め、医療サービスのあり方についてのガイドラインを示した。クリニカル・ガバナンス（医療現場に近いところで、医療の「質」を自己点検するメカニズム〈組織〉を設置し、定期的にサービス内容を点検し、問題点を見つけ、改善を促すこと。第3章（7）で紹介）の普及によって、医療現場にサービスの生産性と質の向上を促した。NHSへの民間企業の参入を促したこと自体が、旧来のNHSにとっては大きなショック療法となり、システム全体に緊張感と競争意識を持たせた。そして、③「医療の可視化（「見える化」）」。医療政策を進めるに当たって、「科学的根拠（エビデンス）」を重視し、それを梃子として改革を進めた。国家的なスタンダードを設定し、それを専門的・中立的にチェックする機関（ヘルスケア委員会など）を設置し、全ての医療機関の評価を行ない、格付けまで行なうようにした。そして、その結果をウェブサイトで広く公開したことも興味深い。また、「費用対効果」を重視し、NICEという専門組織では、科学的根拠に基づき、経済性と有効性を評価して診療のあり方や薬剤の使用を規定することを試みた（ただし、その方法には批判が強いことは既述したとおり）。さらに、④「動機付け」。従来からNHSという巨大な国営組織には官僚主義が根付いていたが、ここに成果を上げれば報酬や運営面の特典が与えられる仕組みが導入された。例えば、GPに対する報酬の成果主義的要素の拡大、パフォーマンスのよい医療機関には、より自由な人事と資金調達を認めるFT（ファウンデーション・トラスト）制度の導入といった政策はその好例だろう。最後に⑤「地域への権限委譲」。地域における医療資源の管理・配分の権限をPCT（プライマリケア・トラスト）に委ね、医療総予算の約八割はPCTによって配分されるようになった。また、PCTは、地域医療のマネージャーとして、医療計画の立案、医療機関の契約等を担う責任主体としての存在感を増した。また、住民や患者が地域の医療機関やPCTの経営に参加する道を拡大し、参加意識を高めたことも新しい動きだ。

補足して、日本との比較において英国医療改革を見渡してみると、政策の進め方（スタ

英国の総医療費の推移

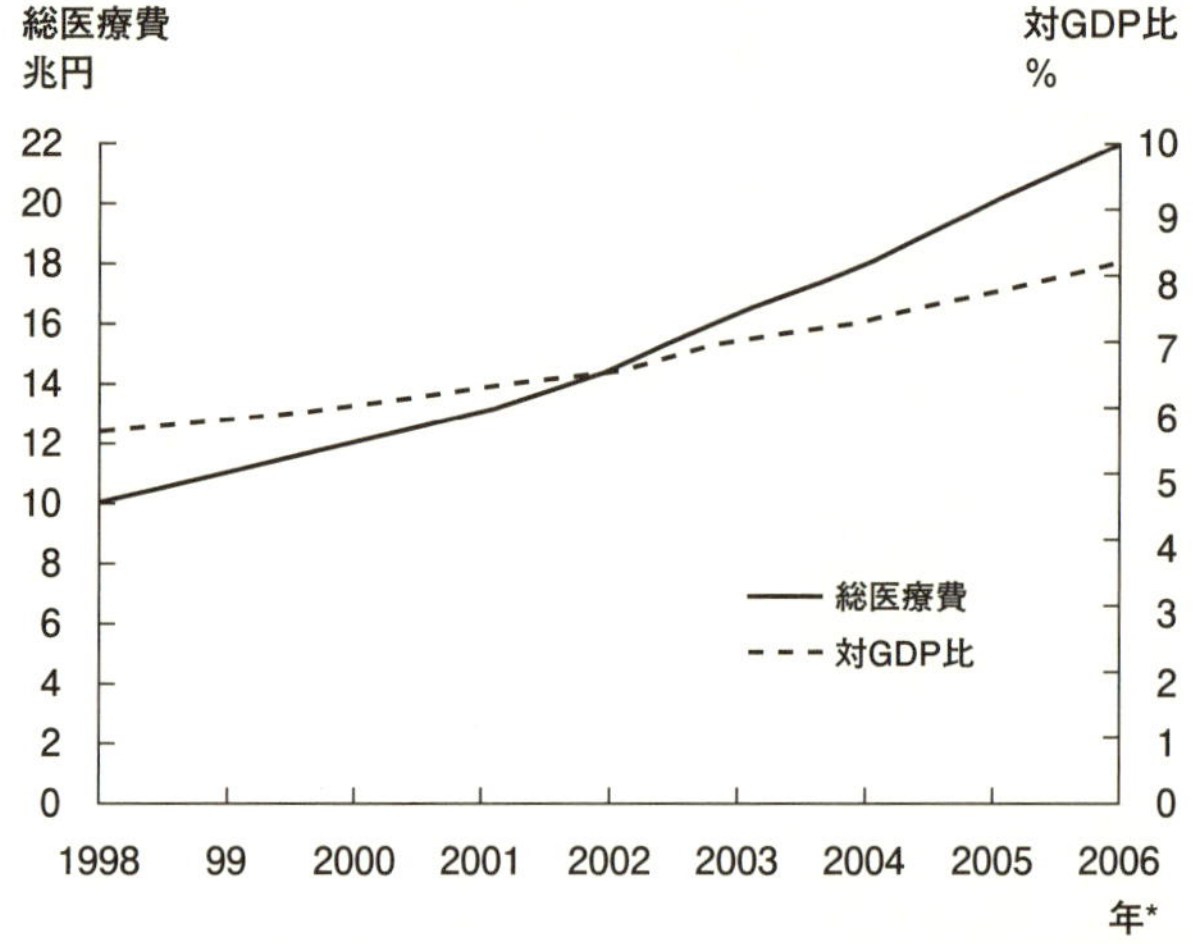

英国保健省の資料に基づき作成　(*2005年、6年は推計値)

ンス）に興味深い点がいくつかある。

まず、①医療政策がトップダウンで、政治主導の要素が強いこと。それゆえに「現場の意向が反映されていない」という反発もあり、日本のように合意形成にかなりのエネルギーをかけ、平和的に結論を導き、改革を進める方法論と単純に優劣はつけられないが、きわめて印象的である。②政策遂行に当たって「トライアンドエラー（試行錯誤）」を恐れないこと。新たな発想やアイデアは、まず一部の地域や分野でパイロット的に実施し、うまくいけば本格実施する、うまくいかなければ修正、時には撤回するということも多い。実施前にかなり詳細に制度設計を詰め、あらかじめ完成度の高い政策案を練り上げていく日本のアプローチとは対照的だ。③基準やルールに「あそび」の余地があること。弾力性や柔軟性と言ってもよい。医療のような分野では、画一的なルールをあらゆる場面に当てはめることは難しく、現場の判断によって逸脱することもありうる。そのようなケースも想定し、あまり杓子《しゃくし》定規にルールを徹底するのではなく、〝大体〟のところで実行すればよしとする発想、これも英国民の現実主義的な考え方を示している。

改革の「影」の部分

それでは、改革の「影」(問題点)とは何か。まず、①大幅増加した医療費の無駄遣い批判がある。資源の使い方の〝粗さ〟と言ってもよい。ある有力な医療系シンクタンクの試算では、大幅な医療費増の約半分が医師などの報酬増に消え、患者のサービス向上につながっていないと指摘され、国民もそのような意識を持っている。もちろん、医療従事者の報酬増は、大きな改革を進める上では、改革への同意を求めるための取引材料としての

『待機時間の推移』
（イングランドの入院待機患者数）

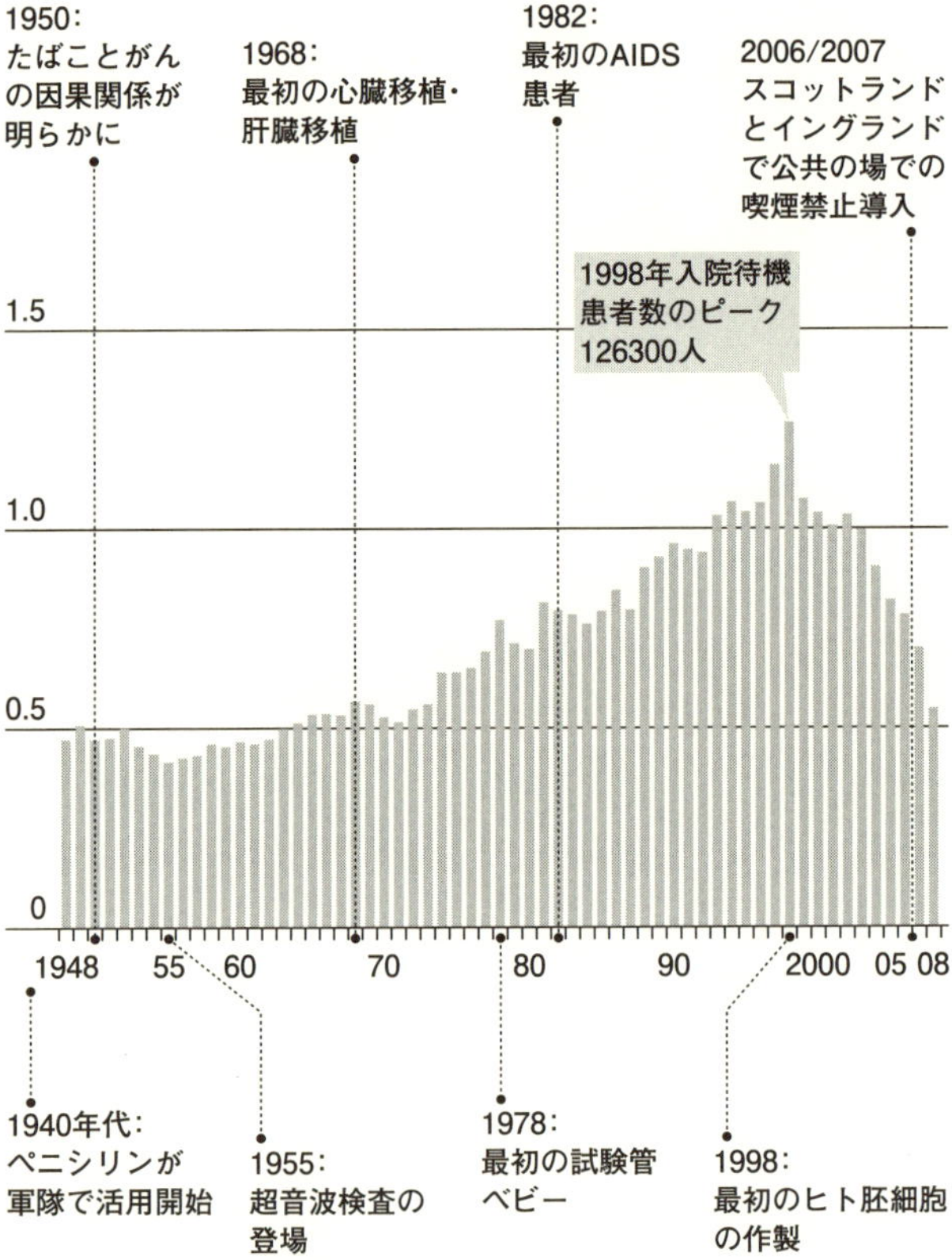

英国保健省、Office for Health Economic 等の資料に基づき作成

役割もあるだろう。だが、この点についての国民の不満は大きい。また、六二億ポンド（約九〇〇〇億円）もの巨額予算をつぎ込んで始まったITプロジェクトは、国民の医療データを管理し、オンラインで病院予約等ができる仕組みとなるはずだったが、予定は大幅に遅れ、多くの予算が遅延金などに消えた。これも〝無駄遣い〟の象徴として批判されている。次に、②改革への現場の反発、医療従事者の巻き込みの失敗がある。政策決定は、政治主導で少人数で行なわれ、政策目標（ターゲット）がトップダウンで示された。つまり〝上からの改革〟という色彩が強かった。この結果、個々の病院などで達成すべき目標が設定され、それを一種のノルマのようにして、その達成に振り回されてしまう光景が繰り広げられた。これは〝ターゲット文化〟と呼ばれ、批判が根強い。サービスを置き去りにしたまま、ノルマ達成に追われることの弊害が大きいという声だ。急進的な改革を進めるには、ある程度そのような手法が必要という見方もできるが、現場のフラストレーションは大きい。また、頻繁に改革メニューが示され、しばしば変更することによる〝改革疲れ〟とスタッフのモラル低下も見られる。また、医療機関の自立的な経営と競争意識を植え付けた副作用として、医療機関での経営陣と臨床スタッフの間の軋轢《あつれき》が増したという声

タイムズ紙によるアンケート結果（2007年2月19日付）

（%）

質　問	は　い	いいえ	分からない
2002年以降、NHSは改善したと思うか？	27	56	17
増加したNHS予算は適切に使用されたと思うか？	11	72	17
NHS予算増によって、あなた自身の受診にメリットがもたらされたと思うか？	30	54	16

も多い。これらはいずれも、改革の「光」の部分と裏腹だ。それだけ改革の内容とスピードが果敢だったことの裏返しと見ることもできるが、最終的に改革を実施するのは現場であることは間違いなく、中央のリーダーシップと現場の協力、というバランスをとる手綱捌《さば》きが重要だ。

なお、国民の視線も甘くない。政府の改革というものは厳しい目が向けられがちで、失敗事例がメディアで喧伝《けんでん》されることが多いため、これが実像とは言い切れないが、未だ厳しい目が向けられていることは事実だ。

残された課題

それでは、英国医療改革が着手されておよそ一〇年を経過した今、英国医療に残された課題とは何だろうか。これは主に五点あると考えられる。まず、①改革の定着と加速。前述したように、〝ターゲット・カルチャー〟と〝改革疲れ〟で反発を強める現場の医療スタッフの支持を得ながら、着実に改革を進めることが当面の課題だ。そして、PCTや病院の経営を担う優秀な人材、つまり改革を実行・継続させるための人材育成も重要な課題と言える。次に、②高齢者ケアへの取組。高齢化が比較的遅かった英国では、高齢者介護の問題意識が我が国と比べればかなり未熟だ。医療と介護の役割分担、認知症への取組は今後英国の大きな課題となるだろう。そして、③保健施策（パブリックヘルス）の強化。医療システム自体の改革とともに、英国民の健康状態を改善させることは、予防の観点からも喫緊の課題と言える。日本人の約八倍にも上る肥満率、貧困地域での喫煙、若者の飲酒の問題などについて、構造的なアプローチが必要となっている。また、④経済と調和した医療費のコントロールも、日本と同様に大きな問題となろう。ここ一〇年は、医療予算増が可能な状況にあった英国だが、経済・財政状況も厳しくなるとともに、今後高齢化が本格化し、医療費増が顕著になる中で、いかに医療費をコントロールするのか。すでにNICEの仕組みや、PbR（ペイメント・バイ・リザルツ）によって「費用対効果」を重視する政策ツールが導入されているが、これをどう進めるかが注視すべき点だ。また、ＧＰに担当している住民の医療予算の管理を任せ、ＧＰを通じた医療費の有効活用をはかるという試み（正式には Practice Based Commissioning と呼ばれる）も興味深い。さらに、⑤患者の啓発、というのも注目すべき課題だ。英国医療改革の重要なキーワードである「選択」を進めるには、患者への情報提供と「選択」を進める環境整備が重要になってくる。また、ＮＨＳの運営自体に地域住民や患者を参加させる動きもまだ発展途上だ。これらの面で、どのような進展があるのか、目が離せない。

さらに今後一〇年の改革を進める「青写真」

二〇〇七年六月に首相に就任したゴードン・ブラウン財務相（当時）は、政務次官に、イラク生まれで、現役外科医として著名なアラ・ダルジを任命した。同氏は、ＮＨＳの医療従事者の「代弁者」としての立場を期待されて任命された。実際に保健省で勤務するのは週四日で、残り一日は臨床での勤務を続けるという条件で職を引き受けた。

そして、二〇〇八年六月三〇日、この現役医師兼保健省政務次官であるダルジ卿は、就任して約一年をかけ、英国医療改革の成果と現状を総点検し、今後の改革の方向性を示すため、包括的なレビュー（政策の点検・見直し）“High Quality Care For All”（全ての人々に質の高いケアを）を公表した。奇しくも、二〇〇八年はＮＨＳが一九四八年に誕生してちょうど六〇周年に当たる記念すべき年だ。これにあわせ、このレビューでは、今後一〇年間の改革の方向性を示すとともに、ＮＨＳの根本理念（プリンシプル）を「ＮＨＳ憲章」（NHS Constitution）という形でまとめ、その原案も公表された。また、このレビューの作成過程では、全国二〇〇〇名もの医師と医療従事者の参加を得て、現場の意見を広く取り入れたという。〝協調〟姿勢を重視した改革の「青写真」だ。

この改革レビューのキーメッセージは『量（Quantity）から質（Quality）へ』だ。ブレア政権下での英国医療改革は、主に「量」の側面に着目した改革が多く、一定の成果を挙げたことを評価した上で、これからは医療の「質」の側面に力を入れていく、というブラウン政権の宣言と言える。「患者」の視点を最大限重視した上で、かなり意欲的な内容が盛り込まれている。中でも、患者の意見を医療機関の「質」の評価に活用し、その結果を診療報酬の算定に連動させるといった案や、慢性病患者に予算を与え、医療サービスを選択させる「個人予算制度」などの案は目を引く。このレビューで示されたメッセージはきわめてクリアで、医療改革を進める上での国民の支持を得るため、分かりやすく改革の狙いや方向性、メニューが盛り込まれている点は、興味深い。経済・財政状況も見通しにくく、大幅な予算増が見込めない上、これまでひととおりの改革に着手された後では、「質」に着目するのは致し方なかったとも言える。

その具体的内容は以下のようなものだ。これらの内容については、好意的な反応もあるが、これまで着手された事項も多く、新味に欠けるとの批判や、具体的な実施の手順や財源（コスト）のあり方が不明なため、実現可能性が低いのではないかとの批判も大きい。

レビューで示された改革案のポイント
（"High Quality Care For All" に基づき、筆者が整理したもの）

「質」の重視

◆全ての医療機関の「質」に関する情報を全国的に収集し、公表（評価には患者の意見も反映）。毎年、医療機関はそれぞれの質に関する成績（Quality Accounts）を公表。

◆その上で、医療機関の「質」の評価とＧＰ・病院の報酬を連動させる仕組みを導入。

「選択」の強化

◆ＧＰの選択肢を拡大するとともに、病院の専門医の選択権を明確化する。

◆ＧＰの契約制度を変更（最低報酬保障を廃止し、より成果連動型の報酬体系へ移行）。

患者の「権利」

◆ＮＩＣＥで承認された薬剤は、全国どこでも処方される権利を明確化する。（あわせて、ＮＩＣＥの予算三倍増、審査期間の短縮を図り、ＮＩＣＥの機能強化を実施。）

◆慢性病患者ごとに「個人ケアプラン」を作成する。また、慢性患者（糖尿病、ぜんそく等）の「個人予算制度」のパイロット事業を実施。

◆英国内で過度の待機時間が発生した場合、患者が他の欧州諸国で治療を受けることを可能とする（ＮＨＳから費用償還）。

NHS六〇周年

◆NHS憲章（NHS Constitution）の草案を公表―患者、スタッフ、医療機関の〝権利と責任〟を規定。

その他

◆肥満、飲酒、喫煙対策など保健施策のさらなる強化。

◆医師教育のあり方の見直し（特に卒後二年間の研修内容の強化）。

あくまで、この改革レビューは〝青写真〟、すなわち構想や考え方に止まるものも多く、今後の具体化の過程では紆余曲折《うよきょくせつ》が予想される。二〇〇九年一月には、これらの内容をベースとした法案（Health Bill）が国会に提出され、制度化への動きが進んでいる。

二〇〇七年以降、英国経済も低迷し、経済・財政状況も見通しにくくなりつつある。このような状況の中で、この「質」の改革を進めるために、「質と生産性の改善」「イノベーション」を同時に進めるという方針が検討されつつある。具体的には、イノベーションを通じて生産性を高めることで質の改善と一五〇億ポンド（二・三兆円）余りの合理化を同時に達成しようという計画だ。

政権交代の可能性も

今後、二〇一〇年五月までに行なわれる総選挙で保守党が労働党政権に取って代わる可能性は高い。しかし、今の英国では、医療政策においては、すでに与野党間のイデオロギー的な政策軸の違いはなくなってきている。保守党としても、「選択」や「競争」を軸とした改革の方向性を従来から支持しており、労働党との差別化を図るのに苦慮している面もある。現段階での主な攻撃材料は、①無駄遣い、②頻繁な制度改変に伴う混乱、③官僚主義に関する点に止まり、次期総選挙で争点化するための材料は乏しい。これらを考えれば、たとえ政権交代があっても、NHSの根幹についての改変は難しく、形や名称を変えても、現労働党政権での改革の方向性は少なからず生き続けて行くと考えるべきだろう。

（2）日本の医療改革へのヒント

本書で見てきた英国の医療改革の内容は、意欲的で示唆に富むものが多かった。翻って、我が国の医療改革はどうか。英国と日本とは、医療システムの構造、歴史も異なり、経済社会状況、国民性も異なるため、単純に比較し、他国の考え方を援用することは適当でない。他国の施策や動きについて表層的に理解し、それを真似ることも避けなければならない。なぜなら、それぞれの国の制度や仕組みには、一貫した哲学や思想があるはずであり、それを無視して、〝いいとこ取り〟すれば、システムとしての整合性を損なってしまう恐れがあるからだ。

しかし、現在の我が国と同様、医療システムが動揺する状況に危機感を持ち、果敢に変革を試みた英国の例から、教訓やアイデアを取り入れる努力をすることが重要だ。もちろん、英国の改革が、今日本の医療が抱えている問題点全てに答えを与えてくれるわけはなく、あくまでヒントや視点を与えてくれるに過ぎない。ここでは、五つの視点から、英国医療改革から我が国の医療改革へのヒントを導き出してみたい。

視点1　改革の進め方について

すでに見てきたように、英国では、強い政治的イニシアチブによる「求心力のある改革」が進められた。特に、首相自らが医療政策を重視し、時に既存の利害関係者を排除して、改革を断行した。そして、NHSの問題の根本には投資不足があると見定め、思い切った財源増を決断した。我が国でも、医療改革の必要性は頻繁に叫ばれ、種々の課題が指摘されている。しかし、医療改革は様々な利害が錯綜《さくそう》し、政治的リスクや財政的な影響も大きく、思い切った改革は容易でない。だからこそ、首相以下、政治が強いイニシアチブをとって改革を進めた英国の姿が参考となる。また、英国のように、医療費対GDP比を周辺国と比較し、国際的な水準に照らしてあるべき姿を考え、政治的に決断していくことも一つの考え方だ。さらに、改革に当たり、できる限り国民とコミュニケートし、「サービスの質」や「患者」の視点を積極的に改革メニューの柱に据え、支持を訴えた改革のアプローチは大きなヒントとなる。

また、英国医療改革では、ＮＨＳが抱える問題点を直視して徹底的に課題を洗い出し、手順を熟慮し、十分な時間を用意して改革に着手した。改革の羅針盤となる「ＮＨＳプラン」（二〇〇〇年）では、現状と課題を整理し、「財源不足」「動機付けの不足」「時代遅れの柔軟性を欠く組織」といった問題点を明らかにした上で、将来の方向性を明確に示し、一〇年という長期の時間を見据えた改革工程を示した。特に、医療改革の場合には、このような「腰を据えた改革」が重要だ。我が国でも、審議会などで有識者の見解を吸収しながら改革案の検討と合意形成が行なわれているが、ここで今一度、①政治的状況の許容範囲や利害調整の難しさが改革の幅を狭めることがないか、②施策の連続性を過度に重視した制度改変となっていないか、③早急に改革の成果を求められるため、十分な時間が与えられず、かえって場当たり的な改革となっていないか、といった視点から改革のあり方自体を検証することにも意義があるだろう。

また、英国医療改革では、まず、医療制度を「システム」として動態的にとらえ、課題を構造的に理解した。つまり、問題として表れている部分を一つ一つ解決していくようなアプローチではなく、医療システム全体をあたかも一つの生き物であるかのようにとらえ、どこに手を打つべきかを熟考した。簡単に言えば、風邪や腹痛といった症状を個別に治療するのではなく、その原因となった食生活や生活環境などを改善しようというやり方と言ってもいい。問題の根本原因を突き止め、どこをどう改めれば、全体として適切に機能していくのか、という視点だ。具体的には、英国医療の抱える問題の根本要因として、投資不足、競争意識の欠如、官僚的な組織運営といった点を抽出し、それらの問題に個別対処するのでなく、適切な手順を設定し、相互の整合性を保ちながら、改革の全体像をデザインしていった。

その際、英国では、保健省が医療政策の「戦略作り」、方向性の「立案」の役割に重点を置き、「運営・施行」は地方分権によってSHAやPCTに積極的に委ね、「監視」は中立的なモニター機関に委ねていく形をとり、役割を分担した。我が国でも、中央省庁（主に厚生労働省）の役割のあり方も一つの論点となりえる。限られた人材・財源の中で、今後も政府（厚生労働省等）が、「戦略作り」「立案」と「運営・施行」と「監視」の機能をどこまで担っていけるのか、それとも「戦略作り」「立案」に重点を置いていくのか、そのような機能分担論を行なうことも意味がある。つまり、地方組織や独立行政法人、地方自治体、そして民間セクターとの責任範囲の見直しも、議論する価値のあるテーマだろう。

視点2　供給サイド（医療提供体制）の改革について

英国医療改革では、供給・購入・需要の各サイドについてバランスよく改革手段を講じた。このバランス感覚も日本には参考になる。

まず、供給サイド、医療機関と医師について。英国医療改革では、提供される医療サービスの「質」のコントロールに乗り出し、生産性の向上を促した。その代表例が、全国的なサービススタンダードや数値目標（ターゲット）の設定だ。これは、医療の世界に〝政府が手を突っ込む〟行為とも受け取られかねないため、目標等を設定する際には、専門的な知見を活用し、科学的根拠（エビデンス）に基づくものとなるよう努めた。また、その結果を政府が直接監督するのでなく、ヘルスケア委員会など政府から独立した中立的機関にモニタリングの役割を与え、客観的に評価を行ない、その結果を広く公表することにした。我が国でも、医師の「質」と生産性を向上させることは重要なテーマだ。改革への国民の支持を得て、財源増をも視野に入れるならば、より一層重要だ。この点について、我が国では民間病院どうしの競争があるものの、「質」と生産性のチェックについてはまだ工夫の余地が残されているだろう。その前提として、医療の質や成果についての情報をいかに収集し、開示していくべきか、どのようにスタンダードとなるべきサービス内容を画定していくか、誰がモニターしていくべきか、といった論点がある。それらの検討において英国の経験は興味深い。また、仮に今後医療費の増額を期待していくならば、その前提または交換条件として、医療サービスの質や効率性を実効的に高めるための制度的な仕掛けについての検討も求められよう。

また、NHSでは、医師が長い期間の教育と研修によって専門性を高め、自己規制団体によって、プロフェッショナリズムを確立している。医学部の教育内容、資格審査、登録はGMCが行ない、医師は競争を通じてポストを得ていく。医師の自己規制団体は、教育水準や規制を行ない、自ら医師の質向上・維持の責任を負う。このようにして医師が自律的にプロ意識、職業倫理を涵養《かんよう》し、質の向上を促し、信頼される職業集団として国民からの支持を獲得していくというサイクルがある。我が国でも、総じて医師への信頼は高いが、今後、医療の「質」を高めていく上では、医師の教育、配置、能力向上についてのさらなる議論が期待される。また、その際には、医師の置かれた環境を整備していくという視点を忘れてはならない。

視点3　購入者サイド（保険者）の改革について

次に購入者サイド、保険者について。英国医療改革では、地域医療のマネージャーに当たるPCTの権限を強化し、財源の配分、診療内容のチェック（クリニカルパス〈病気の検査や治療のスケジュール表〉、ガイドラインや推奨医薬品の設定、入院期間の監視等）を行なう権限を与えた。PCTは、医療機関やGPからのサービスを購入する立場で、有限な医療資源（財源、医療提供態勢）を効果的・効率的に活用する強力なツールを持つことになる。我が国では、非常に多くの保険者が存在し、診療報酬の請求内容のチェックなどの取組を行なっている。この部分について、診療の質や効率的な財源配分について、より一層、能動的な意味での保険者機能を発揮させていくことが重要だろう。つまり、医療機関から請求されたサービス費用を支払う機能だけでなく、医療機関のサービスの内容や、地域における医療資源の有効活用といった観点から、より大きな責任を果たす存在へとなっていくことだ。ＰＣＴも参考に、地域ベースで、医療の質と生産性を監視し、効率的な医療資源の活用を進めるマネージメント機能を備えた保険者機能を与えていくというアイデアも興味深い。

また、公的な医療サービスの責任範囲も論点となる可能性があろう。英国医療改革では、科学的根拠に基づき、「費用対効果」の観点から検討を行なっている。我が国では、医療費抑制圧力のもと、診療報酬、薬価の引下げや自己負担増などを進めてきたが、限界も指摘されつつある。その意味で、英国の例も参考に、科学的根拠に基づき、「費用対効果」の観点から、公的な医療保険でカバーすべき範囲を議論することも意義があるだろう。もちろん、そのような議論には、異論反論があるが、十分な国民的議論を展開し、合意を得ていくシステムを形作っていくべきである。また、保険適用の範囲について、我が国は国際的に見ると比較的寛容という見方もできる（歯科・眼科など含む）一方、出産はカバーされない面では特徴的だ。これらの論点も含め、公的医療サービスの責任範囲についての議論は今後も続けられていくだろう。

視点4　需要者（患者）サイドの改革について

そして、需要者サイド、患者について。NHSの最大の特徴であるGPが、ゲートキーパーとして、日々の患者の健康管理とともに、より専門的な医療の前段階でGPが患者をふるい分け、必要な患者のみ高度・専門医療へ紹介するという仕組みは、不必要な医療を抑制する上でも効果的だ。また、プライマリケアの標準的なケアのあり方も設計する役割を持つ。我が国でも、このゲートキーパー機能（かかりつけ医、家庭医）について、そろそろ本格的に議論すべき時期に来ているのではないだろうか。先頃発足した後期高齢者医療制度では、「かかりつけ主治医制度」を導入した。今後、この〝かかりつけ医〟の議論が前進することに期待したい。その際には、医療費の効率化という視点だけでなく、患者の健康管理や信頼関係といった文脈からの議論を行なうことが重要だ。

また、英国医療改革では、患者や地域住民を医療内容の決定、医療機関の経営、地域医療施策の展開などの意思決定に参加させようとしている。医療機関のパフォーマンス評価の結果は幅広く情報開示され、NHSダイレクトを通じて、幅広い健康教育、医療情報の提供も行なわれている。我が国では、「患者」を参加させ、力を与えていく（「エンパワー」

していく）という視点の比重はまだ大きいとは言い難い。政策効果は見えにくいが、医療システムへの信頼を維持し、改革への支持を得ていく上では重要な要素であり、地域に根ざした医療提供を目指す上でも、このような観点が今後重要になってくる。

視点5　政策の幅広さ

英国医療改革では、医療そのものに閉じた施策展開ではなく、より広い視野から、省庁の枠を超えた取組が見られる。例えば、たばこや飲酒習慣について、啓発・教育の次元だけではなく、価格引上げ、販売規制、広告規制など供給サイド（業界）を含めたアプローチが行なわれ、医療・保健の分野を超えた広汎《こうはん》な対策が講じられている。また、社会的・経済的な「格差問題」と関連させ、健康格差が世代間で再生産されることにも目配りし、「子ども」に対する政策を強化している。我が国では、昨今の「メタボリック・シンドローム」概念の普及などによる生活習慣の改善や健診制度の確立が進められてきた。しかし、先進国で突出して安価なたばこや、入手しやすい酒など、供給サイドへの対応は不十分で、ややもすると需要者の行動変容に焦点を当て過ぎているきらいもあろう。また、「子ども」

の視点への対策にも十分な資源が投入されているとは言えない。英国で見られる分野横断的で幅広い施策展開は重要な参考事例になる。

また、英国では、産業政策ともリンクさせながら、研究開発（R&D）活動を国家的に支援し、医薬研究・産業の振興を図る観点も強い。これは、技術革新（イノベーション）を促し、医薬産業を英国の基幹産業として育成する視点とともに、国民に最高レベルの医療を提供し続けるという視点から来るものだ。我が国でも、医療を社会経済にプラスの貢献をする存在として位置付け、医薬分野で技術革新を促していくことが望まれる。医療政策を産業政策とリンクさせ、国家的な戦略として医薬のR&D活動、世界最高レベルの医療が提供される環境作りを図ることが期待される。

エピローグ

本書で紹介してきた英国医療改革の動きは、ＮＨＳ六〇年の歴史の中でも、類を見ない大胆な挑戦と言ってよい。これを見ていくことを通じて、医療政策が、決意と手順があれば、「動き、変わる」という実感を私たちに与えてくれた。このことこそ、今後の日本の医療改革にも期待したい点である。

私達二人は、政府と民間コンサルティング・ファームという異なる視点から英国医療改革を見てきた。一人は政府の政策担当者としての共感を持って、一人は医療機関やＰＣＴの戦略アドバイザーとしての思考を持って、互いの意見を交換し、理解を深めた。

英国医療改革の動きを振り返る過程で、私達は改めて、医療の難しさ、医療政策の奥深さを再認識するにいたった。医療システムは、一国の経済社会状況、価値観、国民性、そして政治力学にも左右される複雑さを持つ。また、供給者、購入者、需要者ごとに役割が別れ、多種多様な利害関係者（ステークホルダー）が存在し、それが一層、全体の見えにくさを増幅させている。それがゆえに、一言に「医療改革」と言っても、どこに焦点を当て、どこから手をつけるべきか、それを見出すのは容易でなく、合意形成を図ることもままならないことが多い。

また、私事となるが、筆者の一人（武内和久）の父が、本書執筆のとりまとめの段階で他界するという経験があった。これは、筆者にとって、一個人としての医療の現場の体験を与えてくれ、医師と患者の関係、医療現場の現実、終末期医療のあり方など、多くの事柄を実感する契機となった。マクロで見る医療政策、客観視する医療ではなく、一個人としてミクロで見る医療の姿は、また違うものである。この経験によっても、改めて医療政策の難しさを痛感した。

改めて、本書を通じて、今、議論が沸騰している日本の医療改革に一石を投じることができればと願っている。無論、本書での英国の事例の紹介は、日本の医療政策論議にそのまま活用できるに足る緻密さを持っていない。また、紙幅の関係で、興味深いテーマに絞り込み、概観を示すに止まった。しかし、多くの読者、医療関係者に視点やヒントを提供することができれば幸いである。

日本の医療には課題が多い。それは直視しなければならないことである。しかし、それは同時に、「好転の可能性を多く残す」という肯定的な含意があることを忘れてはならない。刻苦奮励する医療現場の人々、医療制度の運営に携わる自治体や保険者、医療政策論議を活発に行なうアカデミズムやメディア、政策立案を行なう政治や行政の担当者など、我が国の医療システムを少しでもよきものとしようというエネルギーは測り知れないものがある。世界に冠たるものとして誇ってきた日本の医療システムが万全に機能し、少しでも理想的な形へ近づけることこそ、私達の共通する目標でもある。また、これからは、政府や一部の利害関係者だけに政策立案が独占されることなく、シンクタンク、コンサルティング・ファーム、市民、NPOなど様々なセクターが議論に参加することが望ましい。そして、日本国内だけでなく、世界各国へ、〝医療先進国〟として強いメッセージを発していくことのできる日が来ることを願っている。

最後となるが、本書の執筆に際し、多大な協力を得た英国の医療関係者、政策担当者の方々、並びに、本書出版へ導いてくれた集英社の大浦慶子氏にこの場を借りて御礼申し上げたい。

二〇〇九年六月　武内和久　竹之下泰志

参考文献

The NHS in the UK 2007/08: a pocket guide（THE NHS CONFEDERATION）2007

Wellard's NHS Guide 2008（JMH Publishing Ltd）2008

The New NHS: A Guide（Alison Talbot-Smith and Allyson M.Pollock）2006

NHS reform: National mantra, not local reality（Nick Bosanquet/Andrew Haldenby/Helen Rainbow）2008

The NHS in 2010: Reform or Bust（Nick Bosanquet/Henry de Zoete/Emily Beuhler）2005

NHS Outcomes, Performance and Productivity（Office of Health Economics）2008

The NHS Plan: a plan for investment, a plan for reform（UK Department of Health）2000

Our health, our care, our say: a new direction for community services（UK Department of Health）2006

Securing Our Future Health: Taking a Long-Term View–Final Report（Derek Wanless）2002

Developments in British Politics 8（Patrick Dunleavy/Richard Heffernan/Philip Cowley Colin Hay）2006

Contemporary British Politics 4th Edition（Bill Coxall/Lynton Robins/Robert Leach）2003

Towards High-Performing Health Systems（OECD）2004

High Quality Care For All (Department of Health) 2008
Good Medical Practice (General Medical Council) 2006
Safeguarding patients (HM Government) 2007
Health Profile of England (Department of Health) 2006
Tackling Health Inequalities: Status Report on the Programme for Action–2006 Update of Headline Indicaters (Department of Health) 2006
近藤克則『「医療費抑制の時代」を超えて——イギリスの医療・福祉改革』医学書院、二〇〇四年
伊藤善典『ブレア政権の医療福祉改革——市場機能の活用と社会的排除への取組み』ミネルヴァ書院、二〇〇六年

本書の著者印税の一部は、日本初の子どもホスピス設立を目指す「もみじプロジェクト」に寄付されます。

武内和久（たけうち　かずひさ）

一九七一年生まれ。東京大学法学部卒業後、厚生省（現厚生労働省）に入省。在英国日本国大使館一等書記官などを経て厚生労働省大臣官房勤務。

竹之下泰志（たけのした　たかし）

一九七〇年生まれ。仏パリ政経学院セルティフィカ課程修了、米ブラウン大学政治経済学部卒業。マッキンゼー・アンド・カンパニーパートナー（役員）。二〇〇六年より英国勤務。

公平《こうへい》・無料《むりょう》・国営《こくえい》を貫《つらぬ》く英国《えいこく》の医療改革《いりょうかいかく》

集英社新書〇五〇二B

二〇〇九年七月二二日　第一刷発行

著者……武内和久《たけうちかずひさ》／竹之下泰志《たけのしたたかし》

発行者……大谷和之

発行所……株式会社集英社

東京都千代田区一ツ橋二-五-一〇　郵便番号一〇一-八〇五〇

電話　〇三-三二三〇-六三九一（編集部）

〇三-三二三〇-六三九三（販売部）

〇三-三二三〇-六〇八〇（読者係）

装幀……原　研哉

印刷所……凸版印刷株式会社

製本所……加藤製本株式会社

定価はカバーに表示してあります。

ISBN 978-4-08-720502-2 C0236